Collection « Psychanalyse et clinique »
fondée par Jean Bergès (†),
dirigée par Marika Bergès-Bounes et Jean-Marie Forget

Que peut-il être transmis dans la clinique de la psychanalyse ?
Ce qui peut en être théorisé.
Cette collection se propose de mettre le désir de l'analyste
à l'épreuve de ce transfert.

Voir les titres déjà parus en fin d'ouvrage

Les enjeux des pulsions

Du même auteur

Le corps, porte-parole de l'enfant et de l'adolescent,
avec Marika Bergès-Bounes, érès, 2011.

L'enfant insupportable,
avec Marika Bergès-Bounes, Sandrine Calmettes-Jean, Catherine Ferron, Christian Rey, érès, 2010.

L'enfant et les apprentissages malmenés,
avec Marika Bergès-Bounes, Sandrine Calmettes-Jean, Catherine Ferron, Christian Rey, érès, 2010.

Les troubles du comportement : où est l'embrouille ?,
érès, 2010 (1re édition 2008).

Les violences des adolescents sont les symptômes de la logique du monde actuel,
Fabert, 2010

Actualités de la psychanalyse chez l'enfant et chez l'adolescent,
avec Marika Bergès-Bounes et Catherine Ferron, érès, 2006.

L'adolescent face à ses actes… et aux autres, érès, 2005.

Ces ados qui nous prennent la tête, Fleurus, 1999.

Jean-Marie Forget

Les enjeux des pulsions

La clinique des pulsions, une clinique actuelle

Psychanalyse et clinique

éditions érès

Conception de la couverture :
Anne Hébert

ISBN : 978-2-7492-1477-1
CF – 1500

33, avenue Marcel-Dassault, 31500 Toulouse
www.editions-eres.com

Introduction

« De même que le tissage est l'assemblage des fibres,
l'acte de parole institue la vie sociale.
Chaque partie du métier à tisser
correspond à un organe en lien avec la parole.
Ainsi la poulie est associée aux cordes vocales,
le métier à tisser à la bouche,
la navette à la langue, le peigne aux dents.
L'étoffe est perçue comme un ensemble de paroles
dont les fils s'entremêlent comme les éléments du langage,
animés par le grincement de la poulie,
le bruit des tenseurs de la navette.
Cet ensemble de sons est considéré
comme la voix de l'homme qui parle à voix basse.
Le métier à tisser évoque un discours,
une parole dont le sens est révélé par les motifs du tissu. »

M. Griaule, *Dieu d'eau. Entretiens avec Ogotemmêli,* Paris, Fayard, 2001.

La structure des manifestations de souffrance nous renseigne sur le type des difficultés rencontrées par chacun dans la recherche de la réalisation de ses désirs et de ses projets dans la vie sociale. S. Freud a eu la pertinence de repérer comment les manifestations de l'hystérie mettaient en question le savoir médical comme un savoir constitué [1]. J. Lacan a rapporté ceci à un effet de discours [2]. C. Melman a lié ces manifestations au refoulement du signifiant maître qui ordonne le fil de la parole d'un sujet [3].

Le symptôme fait souffrir le sujet et l'incite à demander de l'aide auprès d'un praticien, quitte, comme l'hystérique, à chercher à mettre celui-ci en défaut. Il le conduit à rechercher un interlocuteur chargé d'un pouvoir de guérison et d'un supposé savoir. Ce processus thérapeutique consiste à transférer sur le psychanalyste une charge affective dont le sujet restait prisonnier jusqu'alors. S. Freud a désigné cette opération du terme de « transfert ».

Des manifestations cliniques structurées ainsi empruntent parfois au monde actuel un habillage qui leur est inhabituel. Le temps des premiers entretiens permet d'identifier cette particularité. Mais la clinique actuelle nous révèle des manifestations de souffrance qui se présentent tout autrement. Elles sont organisées suivant des modalités floues, elles ne sont, en tout cas, pas suffisamment structurées pour permettre d'emblée une démarche analytique classique. Elles sont adressées au praticien comme des troubles dont le sujet attend qu'il l'en débarrasse au plus tôt. La souffrance générée par le trouble n'est plus présentée au consultant mais déchargée sur lui, le mettant en demeure de trouver au plus vite une solution. Ces sollicitations ne sont pas adressées au seul psychanalyste, mais aussi à ceux qui représentent une autorité symbolique dans la vie

1. S. Freud, J. Breuer, *Études sur l'hystérie*, Paris, PUF, 1975, 254 p.
2. J. Lacan, *L'envers de la psychanalyse*, séminaire de l'année 1969-1970, inédit.
3. C. Melman, *Nouvelles études sur l'hystérie*, Paris, J. Clims, 1984, 294 p.

sociale, sous une allure de « transfert sauvage[4] », sans que ceux-ci aient les moyens d'y répondre par le seul exercice de leur fonction.

Comme l'hystérie se rapporte au discours d'un maître qu'elle met en défaut par son symptôme, ces manifestations doivent être rapportées au discours dans lequel elles se constituent. Nous nous trouvons actuellement en présence d'un discours social où les déclarations sont sans conséquences, d'un discours qui ne tient pas compte de contradictions évidentes et qui révèle, sous cette apparence, le « discours capitaliste » ou un « discours pervers[5] », qui n'est pas rigoureusement un discours, puisqu'il n'est pas conditionné par une restriction de jouissance. En regard de ce type de discours émerge, de façon de plus en plus fréquente, une symptomatologie clinique caractérisée par un défaut de structuration du symptôme.

Cette modalité d'expression des manifestations de souffrance met en difficulté les cliniciens. Elle les partage.

D'aucuns avancent que les manifestations sont structurellement identiques à celles qui relevaient de la psychopathologie classique, que le contexte actuel n'en modifierait que la présentation[6]. Ceci est sans doute vrai de certaines, comme je l'ai précédemment évoqué : les manifestations qui aboutissent chez le psychanalyste peuvent souvent présenter, derrière un masque d'actualité, des caractéristiques névrotiques habituelles. Ces caractéristiques se révèlent immédiatement, ou au cours des entretiens préalables qui président à une cure. Elles donnent alors raison aux partisans de l'immuabilité des manifestations. Mais à conclure à cette immuabilité, on risque de ne pas

4. J. Lacan, *L'angoisse*, séminaire des années 1962-1963, Éditions de l'ALI.

5. J. Lacan, *L'envers de la psychanalyse, op. cit.* ; « Radiophonie », dans *Scilicet,* n° 2-3, Paris, Le Seuil, 1970, p. 55-99.

6. F. Chaumon, « Sujet de l'inconscient, subjectivité politique », dans *Essaim,* n° 22, Toulouse, érès, 2009, p 7-22 ; E. Porge, « Un sujet sans subjectivité », dans *Essaim,* n° 22, Toulouse, érès, 2009, p. 23-32.

prendre en compte les caractéristiques inédites des manifestations actuelles qui ne trouvent pas l'audience nécessaire du psychanalyste. Soit, « peu structurées » comme nous allons le développer dans cet ouvrage, elles se « déversent » auprès d'interlocuteurs qui ne s'y attendent pas et elles les entraînent dans des impasses. Soit, aboutissant chez le psychanalyste, elles ne sont pas rigoureusement rapportées à la logique du discours dans lequel elles se développent, et leur défaut de structuration n'étant pas repéré comme une conséquence du flou du discours actuel, elles ne trouvent pas la butée symbolique qui en permettrait la résolution.

Si la vigilance du clinicien permet un tel repérage, il peut avoir la surprise de voir ces manifestations symptomatiques se structurer, dans une adresse singulière. Cette évolution témoigne de la potentialité névrotique qui est sous-jacente à ce qui se présentait comme une manifestation sans architecture. Cette issue surprenante révèle le poids de l'influence du discours social ambiant sur les manifestations cliniques du sujet. Elle viendrait appuyer l'hypothèse que soutient C. Melman d'une « nouvelle économie psychique [7] » pour expliquer ces particularités. L'absence de restriction de jouissance, l'absence d'un refoulement générerait une économie psychique entretenant une jouissance sans limite. C'est sûr que le discours social actuel inconséquent alimente cette hypothèse, le réel étant éludé du discours et n'étant pris en compte que dans des retours imprévisibles comme la maladie, la catastrophe, le terrorisme, la mort. L'interdit n'est plus reconnu comme ce qui permet la référence à un impossible mais devient la marque d'une tyrannie à bannir.

Les issues que nous repérons dans la clinique illustrent que le recours au symbolique est possible lors de la rencontre avec un psychanalyste averti de ces nuances structurelles. Le levier qui permet cette efficience est le discours analytique, qui se présente comme l'appui offert au sujet d'un discours structuré,

7. C. Melman, *La nouvelle économie psychique*, Toulouse, érès, 2009, 238 p.

qui rend compte d'un rapport au désir et à la jouissance. Le sujet en souffrance y trouve une articulation symbolique possible qui était jusqu'alors désamorcée. Sa symptomatologie clinique, auparavant incertaine et floue, s'organise en conséquence.

Il faut toutefois reconnaître que de telles démarches ne surviennent que quand un sujet s'est confronté dans la vie à une impossibilité qui stoppe une recherche de jouissance à tout prix. Dans la surenchère incessante de satisfaction, le sujet rencontre rarement un tel frein. Quand il le rencontre, il se précipite tout d'abord sur ce qui peut alimenter le déni du réel. Le large éventail des consommations de substitution et des thérapeutiques actuelles lui en offre généreusement la possibilité.

L'enseignement que nous apporte l'expérience clinique éclaire les particularités de ces manifestations peu structurées et nous offre l'hypothèse que le sujet se trouve en un temps logique antérieur à la constitution d'un symptôme. Nous verrons dans ce travail en quoi ces manifestations relèvent de défauts de structuration de différents temps pulsionnels. Le sujet ne parvient pas à compter, dans le discours qui le concerne, sur la structure d'un discours rigoureux qui rende compte d'une restriction de jouissance et qui lui permette la structuration des pulsions, comme un préalable nécessaire à la structuration des symptômes.

Nous disposons pour cet enseignement de l'éclairage que nous apporte la clinique des enfants et des adolescents en difficulté. Nous pourrons en tirer profit pour la clinique des adultes. On voit se déployer dans la structuration de la subjectivité de l'enfant les différents registres imaginaire, réel et symbolique, qui mobilisent à la fois le sujet en devenir et le discours constitué dans lequel il baigne, celui des adultes proches comme le discours social ambiant. Il n'y a pas lieu de nous étonner d'un détour par la clinique des enfants et des adolescents pour cerner de telles questions puisque nous savons bien comment S. Freud a fait référence à la sexualité infantile – à laquelle il a apporté ses lettres de noblesse – pour éclairer la clinique de l'adulte.

1

La mise en scène d'une parole impossible

UNE VIOLENCE COMME PAROLE IMPOSSIBLE

Les manifestations cliniques qui nous intéressent dans ce travail révèlent que le sujet est privé du recours à la parole pour s'affirmer. Ce n'est pas qu'il soit mal entendu dans ses propos, c'est que le recours même à la parole, comme instrument d'affirmation, lui est impossible. Dès lors, il cherche d'autres biais pour se faire entendre. Un exemple de la clinique courante peut l'illustrer.

Une mère est désespérée de la violence de son fils, âgé de 10 ans, qui a progressivement surgi à l'école comme chez elle, au retour de week-ends chez son père. Il agresse des camarades de classe dans la cour de récréation, ce qui inquiète les enseignants témoins de ces débordements. Depuis trois mois, il détruit les décorations de sa chambre, auxquelles il apportait jusqu'alors beaucoup de soins. La mère ne comprend pas ces mouvements impulsifs. Son fils ne sait qu'en dire, et il refuse de revenir sur ces faits, menaçant de mettre fin à l'entretien, si j'insiste.

Ce qui apparaît progressivement dans le discours de la mère, c'est qu'elle a consenti depuis trois mois à un changement de mode de garde de son fils. Depuis la séparation des parents et leur divorce, la précarité financière et l'exiguïté du lieu de vie du père avaient justifié une limite du droit de visite à la durée de la journée, sans nuit passée à son domicile. Récemment, les demandes répétées du fils de passer le week-end entier chez son père ont fini par convaincre la mère d'accéder à sa demande. L'affirmation de son caractère masculin faisait pressentir l'importance des rencontres avec ce père ; la présence d'un demi-frère plus jeune entretenait aussi une attirance pour ce lieu, où s'intriquaient l'intérêt et l'envie. C'est à la suite de ces modifications que sont apparues les violences de ce petit garçon. Il s'est brutalement trouvé confronté à l'alcoolisme de son père, privé de travail depuis peu, et à ses violences. Le défaut de la consistance symbolique d'un père dont il attendait beaucoup l'a mis dans un grand désarroi. Ce n'était pas simplement une déception. C'est qu'il manquait désormais d'un interlocuteur fiable à qui adresser sa parole, puisque la structure symbolique de sa demande et de son affirmation nécessitait l'adresse possible à un père. Cette adresse s'est révélée sans répondant, et du même coup est tombée toute possibilité de la parole.

Pour parler, le sujet prend appui sur un refoulement originaire qui le divise. Cette division se traduit par ce qu'il ne peut pas « tout » dire et qu'il ne peut se dire « tout ». Il prend appui sur le refoulement originaire qui témoigne d'une restriction de jouissance, qui consiste dans le fait de passer par les mots pour accéder à un objet de satisfaction convoité. Mais pour ce faire, l'enfant cherche chez l'adulte proche, le parent notamment, la marque d'une structure analogue pour soutenir son adresse qui est le trait signifiant de sa division d'être de parole. Ceci nous rappelle que la parole se structure de la représentation d'un sujet, comme signifiant à l'égard d'un autre signifiant.

Si la référence à une telle structure fait défaut chez l'adulte, le défaut d'adresse prive l'enfant ou l'adolescent du recours à la parole. Ce n'est pas que le sujet soit l'objet de malentendus, qu'il ne soit pas compris, c'est que le recours même à la parole est impossible. Si le sujet est privé d'adresse, il met en scène ce qu'il ne peut dire, il l'adresse au regard de l'autre, de l'adulte, à charge pour celui-ci de « lire » et d'« entendre » ce qui est ainsi mis en scène. Ceci peut attirer notre attention, dès maintenant, sur l'articulation entre le regard et l'oreille, entre un orifice et un autre, que nous rencontrons dans le langage courant : « Vous voyez ce que je veux dire », ou quand un patient me déclare : « En entendant votre réaction, j'ai vu autrement ce que je venais de dire. »

Par la mise en scène d'un comportement violent et agressif, cet enfant cherchait l'autorité d'un adulte pour le remettre en place. Il cherchait la marque d'un interdit qui faisait défaut dans la parole du père, puisqu'il rencontrait chez celui-ci la jouissance d'un objet réel, l'alcool, et une violence sans contrôle.

La mère a pu saisir la mise en scène de cette violence comme le signe d'un désarroi de son fils. Elle a dès lors ré-institué un mode de garde plus approprié aux limites du père. Les manifestations symptomatiques ont cessé. Par contre, ce jeune garçon a commencé à souffrir d'un véritable symptôme, sous la forme d'une phobie, une phobie des vipères. Le signifiant qui émergeait alors de ce symptôme et de l'angoisse suscitée par le « vit-père », ou « vie-père », ou « vit-paire », reprenait, pour qui voulait l'entendre, une représentation de l'autorité paternelle. La référence à une autorité symbolique suscitait alors l'angoisse, dans un symptôme constitué ; on n'était plus dans le désarroi de la mise en scène d'une parole impossible.

Cet exemple nécessite d'emblée plusieurs précisions. Tout d'abord, n'est-ce pas chez ce petit garçon une mise en scène hystérique où, à défaut de pouvoir compter sur l'autorité symbolique d'un père, il s'identifierait à la violence de ce même père ? Cette objection engage à préciser la consistance de l'identification à la violence du père.

Elle nécessite que nous rapportions ces questions aux différents types d'identifications que nous connaissons.

Les différentes identifications

Nous connaissons trois types d'identifications, telles que les a présentées S. Freud [1].

L'identification primaire, que S. Freud attribue à une identification au père originaire, correspond à l'inscription du sujet dans le symbolique, dont je ne reprendrai pas ici les caractéristiques, puisqu'elle se situe hors du champ de notre travail. Elle correspond au temps crucial où le sujet en devenir consent à parler et, ce faisant, renonce à être l'objet de jouissance de l'Autre. Il consent à substituer, dans ses balbutiements, à l'absence et à la perte réelle de la mère qui n'est pas toute pour lui, l'absence et la perte de phonèmes, de signifiants, qui en sont des substituts et des représentants. Le sujet se trouve divisé du fait de ce recours à des représentations pour accéder à l'objet de sa satisfaction. Il fait le pas inaugural de la division de sa parole.

L'identification au trait unaire, que J. Lacan a longuement commenté [2]. Le sujet s'identifie à un trait d'identité caractéristique d'un être proche aimé ou haï. Le sujet s'approprie par cette identification les qualités de l'objet. Le trait d'identité correspond à une partie fragmentaire, tout à fait limitée, de l'être considéré. À défaut de pouvoir posséder l'objet aimé ou haï, le sujet s'approprie un caractère, un attribut, un trait d'identité de l'objet. L'impossibilité de posséder l'objet désiré l'amène à s'approprier un trait de son identité. Ce faisant, il passe d'une recherche d'appropriation de l'objet à une appropriation des traits de l'objet. Il devient lui-même une partie de l'objet désiré. Il passe du champ de l'avoir à celui de l'être.

Le développement qu'a apporté J. Lacan au trait unaire, au *einziger zug* de S. Freud, permet de nuancer la conception d'une identification qui pourrait n'être que narcissique. Si son

---

1. S. Freud « Psychologie collective et analyse du moi », dans *Essais de psychanalyse*, Paris, Petite Bibliothèque Payot, 1993.
2. J. Lacan, *L'identification*, séminaire des années 1961-1962, inédit.

travail sur le stade du miroir a pu souligner la dimension imaginaire de la constitution du moi, l'identification au trait unaire se situerait dans ce seul prolongement s'il n'était lié au temps préalable de l'identification du sujet à sa division initiale du fait de sa parole. Le trait unaire, comme le trait de l'idéal du moi, comme trait positivé que le sujet soustrait à l'autre, au proche aimé ou haï, est lié à l'acte de ce choix, qui témoigne de sa division propre d'être de parole. Le trait positivé de l'identification est ainsi noué au trait de la division subjective qui préside à ce choix. C'est d'ailleurs du fait de cette intrication du trait positivé au trait de la division subjective que J. Lacan souligne que le rapport de l'image du moi i(a), ou du moi idéal au trait de l'idéal du moi est un rapport tordu sous l'effet du signifiant [3].

Si ce n'est pas le cas, si le sujet ne dispose pas de cette articulation, il se trouve piégé dans une identification mimétique à l'autre, et ne s'en dégage que par la violence des oppositions, des affrontements. Ce sont les conditions de toutes les oppositions qui cèdent dès que peuvent être réintroduits le libre arbitre du sujet et l'espace de sa division subjective. C'est un point délicat, puisque S. Freud souligne à plusieurs reprises comment les traits de l'idéal du Moi ou du Surmoi se transmettent à l'identique des parents à l'enfant [4]. On voit donc comment le sujet peut se trouver piégé, pour un temps, dans un trait d'identification, si celui-ci n'est pas lié à l'initiative de sa division.

L'identification d'un sujet à ce qui est attendu de lui peut n'être ainsi qu'un effacement dans un mimétisme, si cette attente ne ménage pas sa singularité. L'attente devient un impératif. Le trait d'identification se réduit à un signe caricatural. Cette impasse reste toutefois dans le champ de la névrose.

---

3. J. Lacan, « D'un préalable à tout traitement possible de la psychose », dans *Écrits,* Paris, Le Seuil, 1966.
4. S. Freud, « La décomposition de la personnalité psychique », dans *Nouvelles conférences d'introduction à la psychanalyse,* Paris, Gallimard, 1989, p. 80-110.

Dans l'identification hystérique enfin, le sujet s'identifie à une caractéristique symptomatique de l'autre. Il ne s'agit plus d'une identification à une caractéristique de la personne aimée ou haïe. L'identification porte sur une manifestation partagée, où le sujet repère chez l'autre la même problématique de désir ou les mêmes difficultés rencontrées à l'égard du désir. Il s'agit par exemple d'une jeune fille qui souffre de la même souffrance que sa voisine parce qu'elle attribue la souffrance de sa voisine à une peine de cœur. Elle vit ainsi par procuration un amour malheureux. S. Freud désigne cette identification comme une identification par le symptôme. « L'identification par le symptôme fournit ainsi l'indication du point de rencontre des deux moi, point de rencontre qui devait, au fond, rester refoulé[5]. »

Une identification hystérique à la violence

Nous voyons donc comment la violence mise en scène par le jeune garçon qui nous intéresse ici se distingue d'une identification hystérique, où le trait est articulé à une trame névrotique. Il ne s'agit pas d'une violence qui aurait une portée métonymique et sexuelle, dans un enjeu œdipien, dans un rapport de séduction à une mère par exemple. Le fils userait de cette violence pour jouer de rivalité à l'égard d'un père. Il n'en est rien ici. Cet enfant ne multiplie pas les mises en scène dans le cours de sa vie, mais les restreint aux retours de week-ends chez le père. C'est dans la suite d'un temps passé avec son père qu'il met en scène ces traits de violence, dans l'identification à ce caractère violent, à un trait unaire. Il s'agit ici du second type d'identification que nous avons vu précédemment.

Une comparaison peut illustrer cette différence. J'ai rencontré un garçon de 10 ans, élevé lui aussi par sa mère et sans contact régulier avec son père. Il était régulièrement violent à la maison. En rentrant des entraînements de rugby,

5. S. Freud, « Psychologie collective et analyse du moi », *op. cit.*

il malmenait souvent les portes ou le mobilier de l'appartement de sa mère. Lors d'une première rencontre, quand je l'interroge sur son prénom, il m'affirme qu'il n'aime pas ce prénom, car « c'est un prénom de fille ». Le symptôme est inscrit ici dans une parole énoncée, dans un échange dialectique, où l'enfant consent à répondre à mes questions. Sa difficulté à trouver une assise d'identité masculine dans la cohabitation avec sa mère le conduisait à supposer que se faire reconnaître comme « homme en devenir » était d'être violent. Il pensait ainsi être un homme, alors qu'il manquait de traits d'identification masculins, dans le discours et dans l'attachement névrotique de sa mère, qui le pensait comme elle. Le trait d'identité est inscrit pour ce garçon sur un fond de refoulement et non sur un déni, comme pour celui qui nous occupe initialement.

Car le premier reste muet sur les questions qui concernent les difficultés de sa vie. Il s'agite plutôt quand je l'invite à expliciter ses difficultés, au point de me menacer de quitter la pièce où nous sommes, dans un passage à l'acte. Le trait d'identification est lié au clivage. Il est lié au déni. La mise en scène n'est pas névrotique, comptant sur une écoute possible et sur un transfert, comme l'ont révélé les premiers échanges de l'entretien. La mise en scène est analogue à celle d'un *acting-out.* C'est la mise en scène d'une parole impossible, d'une affirmation impossible.

Sa parole est impossible parce que ce garçon attendait d'un père une position symbolique fiable pour lui servir d'adresse. Il aurait pu trouver l'adresse d'un père et il aurait pu se plaindre de n'être pas compris, ou d'être pris dans un malentendu. Ce n'est pas le cas ici. Que trouve-t-il ? Le père ne témoigne pas de l'interdit qui introduit le détour de la parole dans le rapport au réel de l'objet, mais il jouit d'un objet réel qu'est l'alcool, et il incite son fils à un même type de jouissance du réel de l'objet, par les cadeaux qu'il multiplie. Ce défaut d'adresse rend la parole impossible pour l'enfant. C'est le témoignage de ce que la parole n'est possible pour l'enfant que s'il peut l'adresser à un adulte, à un Autre lui-même structuré par le refoulement d'un signifiant qui lui sert de référence pour parler. Il est alors représenté, comme signifiant refoulé du fait de sa parole, à l'égard d'un autre signifiant, qui structure la parole de l'Autre.

Toutefois, la particularité de l'identification que met en scène ce jeune garçon est que le trait d'identification au trait unaire est marqué d'un déni. Il refuse de reconnaître comme sienne la violence qu'il manifeste, et menace de mettre fin à l'entretien quand j'insiste trop dans ce sens. Nous approfondirons ce point ultérieurement. Nous voyons, en tout cas, dès maintenant, que le déni de l'identité porte sur ce qui est offert au regard de l'Autre, et qui n'est pas assumé en parole par le sujet. Le déni par le défaut de parole porte sur ce qui est offert au regard. Nous voyons surgir ici une question qui est celle de l'articulation entre la parole et le regard, entre la parole et la pulsion scopique, que nous pourrons approfondir.

Une identité d'emprunt

Un exemple de cette clinique dans le monde adulte m'est fourni par une jeune femme qui se plaint régulièrement d'être submergée par les exigences de son entourage. Sur son lieu de travail, son souci de bien faire l'amène régulièrement à prendre sur ses épaules des tâches dont elle n'est pas responsable, jusqu'à la limite de ses forces, et jusqu'à un effondrement dépressif qu'elle stigmatise comme une maladie. Dans sa famille, c'est la même chose. Elle s'efforce de désamorcer une jalousie dont elle se suppose toujours être l'objet en multipliant ses attentions à l'égard des autres, ce qui l'épuise.

Au fil des séances, ressurgit chez elle un souvenir écran qui éclaire la caractéristique des traits d'identification qui la commandent et dans lesquels elle se débat. Elle se rappelle une scène d'enfance, où ses parents ont découvert la disparition d'un pot de miel dans la cuisine familiale. Ils ont suspecté les enfants de cette disparition et ils ont exigé que le coupable se dénonce. Absente de la maison au moment des faits, elle était hors de tout soupçon, sans que ses parents en soient au courant.

Elle s'est pourtant dénoncée, endossant une responsabilité qui n'était pas la sienne, pour apaiser les tensions familiales et se dégager des jalousies dont elle était l'objet. Elle est ainsi chargée d'une responsabilité d'emprunt, qui est devenue pour elle un trait d'identité et représente en partie ce qui commande sa conscience morale. La particularité de ce trait d'identité est qu'il exclut radicalement la question de sa responsabilité. D'une part, elle est sûre de n'avoir jamais été partie prenante de cette gourmandise ; si elle la suppose collective, c'est en raison de la jalousie collective dont elle se sentait l'objet auparavant. D'autre part, elle ne se souvient pas d'une attirance particulière pour le miel, mais elle répugne à s'interroger sur ses goûts et le refuse violemment quand j'insiste. Elle a ainsi endossé une responsabilité qui n'était pas la sienne, qui correspondait au trait d'identité d'une gourmandise supposée collective de ses frères et sœurs. De ce fait, cette identification excluait radicalement la référence à sa singularité. Elle l'inscrivait dans une solidarité supposée de ses frères et sœurs mais elle excluait la référence à la responsabilité d'un acte personnel, et la référence à la singularité de son désir. Elle a ainsi basculé dans un déni à l'égard d'elle-même. C'est, là encore, un trait d'identification positivé, d'identification au trait unaire, suivant le second type d'identification proposé par S. Freud[6]. Il s'agit de l'identification à un trait supposé collectif de ses frères et sœurs, dans une alternative exclusive, où elle s'efface. Cette identification ne correspond pas au désir singulier de cette jeune femme, mais elle l'exclut. Ce qui serait son désir est hors de propos. Cette identité, qui est l'appropriation de l'identité collective, exclut la référence à sa propre initiative, à son propre goût, à son propre désir. Son désir et son identité subjective sont récusés. La référence à sa parole singulière, à ce qui serait sa division subjective d'être de parole, est l'objet d'un déni.

Il ne s'agit pas d'une identification à un trait partagé avec d'autres, qui aurait permis à cette jeune femme de se faire la représentante de cette solidarité. Le trait d'identité se rapporte

6. *Ibid.*, p. 117-217.

à une caractéristique qui n'est pas la sienne, qui lui est étrangère, non pas au sens d'une altérité dont elle pourrait espérer s'alimenter, mais au sens d'un trait qui lui semble commun à ses frères et sœurs et qu'elle leur emprunte. On doit, là encore, examiner s'il ne pourrait pas s'agir d'une identification hystérique. Cette jeune femme aurait pu repérer chez un de ses frères et sœurs un désir en souffrance, pourquoi pas un désir insatisfait de miel, dans lequel elle aurait pu se retrouver souffrante, qui lui aurait offert un prêt-à-porter où se glisser. Mais il aurait fallu pour cela la singularité d'un désir de ses proches ou la souffrance d'un désir insatisfait de l'un d'eux. Il aurait fallu la manifestation chez ses proches d'un symptôme à proprement parler. Il n'en est rien ici. C'est d'une jouissance avérée, révélée et dénoncée par les parents comme illégitime, qu'il s'agit.

Toute tentative du psychanalyste de révéler le clivage en jeu dans cette manifestation provoque une explosion de violence imprévisible. Car quand cette jeune femme a des initiatives qui font allusion à son propre désir – ce ne peut être qu'une allusion puisque le déni fait barrière à toute représentation –, c'est en recourant à des malhonnêtetés ou à des passe-droits qu'elle le fait, dans des transgressions minimes de règles courantes de la vie sociale. Elle se révolte contre certaines de ces règles qu'elle dénonce comme des « escroqueries », alors que leur respect lui apporterait un apaisement. Relever ces particularités déclenche des réactions violentes de sa part.

Nous nous trouvons ici en présence d'un trait d'identification, où un sujet endosse une identité et une responsabilité qui ne sont pas les siennes. Cette identité d'emprunt commande en partie sa vie quotidienne. Ce trait d'identité est l'objet d'un déni, c'est-à-dire qu'elle refuse violement de s'interroger à son sujet comme elle se refuse à toute élaboration dialectique. Ce trait doit lui rester étranger, dans un clivage qui s'apparente au clivage du jeune garçon précédent à l'égard de sa violence.

La différence que présente la clinique de l'enfant de celle de l'adulte est que, pour le premier, cette manifestation peut se réarticuler à la parole de celui qui, dans le réel, peut tenir la position d'une Autorité symbolique et qui représente le discours concernant le sujet. Au contraire, l'adulte reste plus fréquemment figé dans cette identité d'emprunt, entretenant dans son rapport aux autres la référence à un regard qui maintient la réprobation.

Les caractéristiques du symptôme-out

Une des particularités de cette manifestation, qui en fait la différence avec la manifestation d'une névrose à proprement parler, est que le sujet ne veut pas reconnaître ce trait d'identification comme lui étant personnel, ni reprendre à son compte la constellation de sens qui y est rattachée. Nous avons vu chez le garçon violent la récusation de sa violence, chez cette jeune femme le déni de ce qui serait son désir propre, comme nous le rencontrons chez la jeune homosexuelle de S. Freud [7], où la reconnaissance de la féminité est l'objet d'un déni, comme l'était auparavant la récusation par ses parents de cette féminité.

Nous constatons, de fait, comment ce type de manifestation était structurellement présent avant même la logique du discours consumériste actuel, mais il surgissait alors dans un discours familial particulier, gouverné par le déni, ne permettant pas la structuration d'un symptôme à proprement parler.

La caractéristique de cette manifestation est que le trait d'identité doit rester étranger au sujet. Elle consiste dans la mise en scène d'un clivage, qui est la mise en scène d'une caractéristique de la parole : en parlant, le sujet reste en partie étranger à lui-même. Il ne peut tout dire en une seule fois. Il ne peut tout se dire. Il reste étranger à lui-même puisque la racine de sa parole tient à un signifiant refoulé, exclu dans le réel, hors du champ lexical à sa disposition, et que curieusement, c'est justement ce trait d'altérité radicale qui autorise sa parole, s'il rencontre une

7. S. Freud, « Psychogenèse d'un cas d'homosexualité féminin », dans *Psychose, névrose et perversion,* Paris, PUF, 1978, p. 245-270.

adresse chez l'autre. À défaut de rencontrer une telle adresse, le sujet ne peut compter sur une altérité dans son intimité même. Et c'est l'allusion à cette altérité qu'il met en scène, quand il ne veut pas reconnaître le trait d'identité qu'il montre de lui-même, comme dans les cas qui nous occupent ici.

Nous voyons donc, dans cet exemple clinique comme dans l'*acting-out* que j'ai longuement analysé, en reprenant les travaux de S. Freud [8], de J. Lacan [9], de M. Czermak [10], par la mise en scène d'une parole impossible, trois points à retenir.

Il s'agit de la mise en scène d'un trait d'identification au trait de jouissance d'un père pour le jeune garçon, à un trait de jouissance collective de la fratrie pour la jeune femme, sur un mode d'identification au trait unaire. J'ai déjà pu montrer [11] que l'identification de Dora à M. K. était structurée sur le même mode, au point que la mise en cause de cette identification par la révélation de M. K. – « ma femme n'est rien pour moi » – provoque un passage à l'acte et une gifle. Le symptôme-out peut venir ainsi se loger au sein d'une pathologie névrotique caractérisée comme celle du cas de Dora. Il s'agit alors d'une manifestation isolée au sein d'un ensemble clinique plus structuré.

Nous pouvons souligner que, de manière identique à l'*acting-out*, où la mise en scène est celle du rapport du sujet à un objet interdit, comme objet réel (qu'on pense aux cervelles fraîches de J. Lacan [12], ou au haschisch de mon exemple [13]), l'identification métonymique à la violence d'un père est chargée d'illégitimité pour ce jeune patient puisqu'il ne peut rien en

---

8. *Ibid.*

9. J. Lacan, *La relation d'objet*, séminaire des années 1956-1957 ; *L'angoisse*, séminaire des années 1962-1963, Éditions de l'ALI.

10. M. Czermak, « Symptôme, acting-out et passage à l'acte », dans *Patronymies*, Paris, Masson, 1998, p. 41-50.

11. J.-M. Forget, *L'adolescent face à ses actes et aux autres*, Toulouse, érès, 2005.

12. J. Lacan, « Réponse au commentaire de Jean Hyppolite sur la *Verneinung* de S. Freud », dans *Écrits*, Paris, Le Seuil, 1966, p. 381-391.

13. J.-M. Forget, *op. cit.*

dire. L'illégitimité du trait d'identité ne peut être dévoilée en parole, ne peut être énoncée et reconnue dans un discours structuré, puisque la transgression témoigne du défaut d'interdit du discours dans lequel baigne le sujet. Il en est de même du rapport que cette jeune femme entretient à l'égard d'une gourmandise fraternelle considérée comme illégitime. Nous voyons cohabiter ici deux plans parallèles, qui correspondent à deux discours parallèles, de consistances différentes : un discours rigoureux, marqué de l'interdit du rapport au réel de l'objet comme toile de fond, et une forme de discours privé d'une référence à un tel interdit. C'est quand il est prisonnier du flou de ce parler que le sujet cherche à susciter un interdit par le détour d'une illégitimité.

La mise en scène, dans le clivage, est celle d'une altérité radicale puisque le sujet tient à garder étranger à lui-même le trait d'identité qu'il offre au regard, qui fait allusion à l'altérité d'une division intérieure sur laquelle il voudrait compter pour parler.

Il adresse tout ceci à un regard extérieur qui est témoin de la mise en scène, à défaut d'avoir pu trouver un interlocuteur fiable sur le plan symbolique, qui lui permette une adresse possible pour pouvoir parler.

De ce fait, le trait d'identification imaginaire au père ou à la jouissance d'un père ou d'une fratrie distingue cette manifestation de l'*acting-out*, où c'est un objet réel qui est l'objet de la mise en scène. C'est le cas des cervelles fraîches de J. Lacan [14], c'est aussi le cas de l'exemple du vol de haschisch que j'ai développé ailleurs [15].

Cette manifestation qui s'apparente à un symptôme, sans être structuré comme tel, justifie la désignation particulière de « symptôme-out », puisque la contradiction qui relève du symptôme siège dans le rapport du trait mis en scène à celui qui en est témoin et qui est éprouvé par celui qui est témoin.

---

14. J. Lacan, « Réponse au commentaire de Jean Hippolyte sur la *Verneinung* de S. Freud », *op. cit.*
15. J.-M. Forget, *op. cit.*

Dans cet exemple banal, le symptôme est ailleurs que dans la violence du fils. Il s'agit de la mise en cause par le fils de la défaillance symbolique du discours du père. Le symptôme siège dans la contradiction entre la violence du fils et la défaillance symbolique du père, son défaut de rigueur pour cadrer ses débordements pulsionnels, comme ceux de son fils. Dans l'exemple de cette jeune femme, le symptôme siège entre cette identité d'emprunt et la jalousie élective dont elle était l'objet de la part d'une mère, et qui était déplacée sur la jalousie fraternelle. Dans l'exemple de la jeune homosexuelle de S. Freud, le symptôme siège entre le trait d'identité emprunté imaginairement à un père et la récusation de son identité de fille par le discours familial.

C'est de la confrontation entre la manifestation symptomatique et le discours où elle se constitue que surgit la contradiction spécifique d'un symptôme à proprement parler. Et comme je l'ai déjà mentionné, l'analyse de cette contradiction est plus aisée dans le champ de l'enfance et de l'adolescence, elle permet de réintroduire plus aisément la dimension subversive du symptôme que ce n'est le cas pour les adultes.

Manifestation symptomatique et symptôme

Nous reprenons ici le fil des développements de S. Freud et de J. Lacan pour tenter de situer les manifestations cliniques constatées actuellement. Nous devons rester vigilants au fait que les apports de S. Freud comme les avancées de J. Lacan sur le symptôme, notamment ce qu'il a nommé « le sinthome [16] », se rapportent au temps d'un discours social propice à une structuration symptomatique névrotique, ce qui ne semble pas être le cas du discours social actuel. Nous pouvons tout d'abord revenir aux points d'approches proposés par S. Freud [17].

16. J. Lacan, *Le sinthome*, séminaire des années 1975-1976, inédit.
17. S. Freud, *Inhibition, symptôme et angoisse*, Paris, PUF, 1975.

Le symptôme est la souffrance d'un sujet en proie à une contradiction vécue entre les recherches de satisfactions et les freins exercés sur celles-ci par ses interdits propres ou par les limites qu'il rencontre dans son entourage familial ou social. Le temps de l'enfance et de l'adolescence correspond à des conditions initiatiques et exacerbées de ces confrontations, puisque l'éducation se base sur le consentement à de telles limites. Le symptôme naît de la contradiction entre des aspirations de satisfaction et la restriction de jouissance liée aux limites de la place assignée par les parents et les proches, puis par les exigences d'inscription du sujet dans la vie sociale.

Les conséquences de tels freins peuvent générer, pour le sujet, des expériences de souffrance. C'est la souffrance liée à la contradiction qui constitue le symptôme, comme un « piège » dans lequel se trouve pris le sujet, un « empêchement », comme le propose J. Lacan [18] quand il met en place les positions respectives des différentes modalités d'expression de la souffrance psychique, auxquelles j'ai proposé d'apporter des modifications significatives [19]. Il m'a semblé ainsi nécessaire, à partir des éclairages de la clinique actuelle, de préciser les places respectives des différentes mises en acte, d'introduire la dépersonnalisation et le désarroi dans cette configuration et de la compléter par un nouveau champ de manifestations que sont la dépression, le symptôme-out, et les perversités ou les perversions ordinaires, suivant les propositions de J.-P. Lebrun [20]. Il reste que dans le symptôme constitué, c'est la souffrance assumée par le sujet qui le contraint à demander de l'aide pour obtenir un soulagement.

Nous constatons actuellement, comme l'illustre l'exemple des violences de ce jeune enfant, ou de l'identité d'emprunt de cette jeune femme, que le sujet ne souffre pas, à proprement

---

18. J. Lacan, *L'angoisse*, séminaire des années 1962-1963, Éditions de l'ALI.
19. J.-M. Forget, *op. cit.*
20. J.-P. Lebrun, *La perversion ordinaire, vivre ensemble sans autrui*, Paris, Denoël, 2007, 436 p.

parler, de la contradiction pour plusieurs raisons. Tout d'abord la contradiction n'est pas posée comme telle puisque l'adulte, celui qui devrait servir d'adresse et de référent symbolique, s'est désisté. Cet effacement de l'interlocuteur a suscité le désarroi [21] et non plus l'angoisse [22] qui serait liée au fait d'être « emprisonné » par le désir de l'Autre. Du coup, à défaut de trouver dans l'Autre le répondant qui générerait un symptôme, l'enfant, ou l'adulte aux prises avec les difficultés analogues – comme sujet en devenir – ne peut être représenté comme signifiant à l'égard d'un autre signifiant ; il charge l'autre du poids d'un malaise, d'une souffrance, d'une attente. Le sujet ne fait qu'allusion, dans le clivage, à une altérité que lui offrirait la structure de la parole pour qu'il puisse y prendre appui. Il n'a pu trouver une adresse à sa parole chez un adulte qui s'est désisté. La manifestation symptomatique est alors constituée par le clivage entre une contradiction mal posée qui est déplacée dans le rapport à l'Autre, et une souffrance, non plus assumée par le sujet, mais dont est chargé l'autre.

Nous voyons donc le symptôme perdre de sa virulence intime pour le sujet dans ce qu'il n'est plus qu'une manifestation symptomatique. La perte de cette virulence prédispose cette manifestation symptomatique à se réduire, dans le discours social, à un trouble à éradiquer au plus vite [23]. L'observation clinique nous révèle la structure de ces manifestations, qui est le symptôme-out, et qui est la plaque tournante de la clinique actuelle.

---

21. Le désarroi désigne en français la désorganisation de l'« arroi », l'arroi étant l'harmonie obtenue par un cocher pour faire courir en cadence un équipage de chevaux. Le désarroi désigne donc la perte par le sujet de la parole qui ordonne sa vie et la coordination des mouvements de son corps.
22. L'angoisse fait référence, pour le sujet, à l'impossibilité où il se trouve de compter sur ce qui ordonne sa propre perspective, de compter sur une affirmation de son désir, *via* sa parole, qui puisse faire autorité à l'égard des autres.
23. J.-M. Forget, *Les troubles du comportement : où est l'embrouille ?*, Toulouse, érès, 2008.

Il s'agit d'une mise en scène adressée à l'Autre, au regard de l'Autre, d'un trait d'identification ou d'un trait de souffrance que le sujet ne parvient pas à s'approprier. Il ne parvient pas à affirmer un trait d'identification ni à s'approprier un trait de souffrance du fait de l'impossibilité du recours à la parole. Plus précisément, il s'agit de la mise en scène – dans le clivage où le sujet ne veut rien reconnaître de lui-même – de l'altérité, sur laquelle il n'arrive pas à compter dans l'adresse à l'Autre, comme assise de sa division subjective.

Le poids que le clivage fait peser sur l'adulte qui prête attention à la mise en scène, qui assume la responsabilité d'être témoin, laisse ce dernier dans une situation où il ne sait trop quoi faire de ce qui lui est montré ainsi. Une des difficultés consiste en ce que la mise en scène est « parlante » à celui qui en est le témoin, alors que le clivage lui interdit de pouvoir en rendre compte par la parole, en un premier temps.

Ces manifestations symptomatiques sont donc caractérisées par un clivage qui se substitue à la division subjective, et elles sollicitent le rapport à l'Autre dans un champ pulsionnel, ici le champ scopique. Dans les mises en scène, à défaut d'une parole possible, le sujet a recours à la pulsion scopique pour tenter de se faire entendre. Le recours à un autre champ pulsionnel peut nous interroger sur ce que peut recouvrir pour le sujet le passage d'une pulsion à une autre, notamment de la pulsion d'invocation et de la parole à la pulsion scopique – s'agit-il d'une intrication ou d'une désintrication pulsionnelle ? –, il peut nous révéler d'autres manifestations organisées sur le même mode mais dans d'autres champs pulsionnels, comme le recours à la pulsion motrice dans ce qu'on désigne par l'« hyperactivité », comme nous le développerons plus loin. Nous verrons que cette clinique que nous avons dénommée « clinique des pulsions » peut aussi nous éclairer sur la structure de certaines manifestations cliniques particulières comme l'anorexie mentale.

Une grande partie des manifestations qui sont fréquentes actuellement dans la clinique étaient déjà présentes auparavant, comme nous l'avons mentionné dans les travaux de S. Freud et de J. Lacan. Mais ces manifestations étaient alors marginales, concernant des constellations familiales particulières, par rapport à l'axe prédominant des névroses qui répondait aux contradictions générées chez le sujet désirant par un discours social basé sur des repères symboliques faisant autorité. L'effritement progressif de repères rigoureux organisant la restriction de jouissance nécessaire à la vie sociale dans le monde actuel a multiplié la fréquence de ces manifestations peu structurées. Leur articulation à la rigueur d'un discours analytique dont le psychanalyste se fait le représentant dans le réel permet à ces manifestations de se structurer sur un mode névrotique. Leur évolution témoigne de ce qu'elles se présentent comme des prémices et comme des ébauches à la constitution d'un symptôme ; elles se situent dans un temps logique antérieur au temps de structuration de celui-ci. Leur évolution témoigne aussi de la pertinence du discours psychanalytique pour les aborder et en permettre la résolution ; le discours analytique conserve à ce titre la subversion qu'il pouvait représenter pour l'hystérique à l'égard du discours du maître, il est désormais mis en œuvre et à l'épreuve pour des sujets peu structurés à l'égard d'un discours capitaliste ou d'un discours inconséquent.

2

Les enjeux pulsionnels

Nous pouvons tout d'abord chercher à mieux comprendre les articulations des pulsions entre elles et ce que recouvrent les intrications et les désintrications pulsionnelles à partir des travaux de S. Freud [1] et de J. Lacan [2].

LES PULSIONS AVEC S. FREUD

S. Freud introduit le terme de pulsion comme un outil de compréhension, un concept fondamental, pour rendre compte des excitations qui éprouvent le psychisme d'un sujet et dont il ne peut pas se défendre par la fuite, comme cela est possible

1. S. Freud, *Trois essais sur la théorie de la sexualité*, Paris, Gallimard, 1991 ; « Pulsions et destins des pulsions », dans *Métapsychologie,* Paris, Gallimard, coll. « Idées », 1977, p. 11-44 ; « Le problème économique du masochisme », dans *Psychose, névrose et perversion*, Paris, PUF, 1978, p. 287-297.
2. J. Lacan, *Les quatre concepts fondamentaux de la psychanalyse*, Paris, Le Seuil, 1973, 254 p.

à l'égard des excitations extérieures[3]. J. Lacan a pu en rendre compte comme d'une fiction[4]. Nous pourrions proposer que l'attention portée à cet outil puisse nous renseigner sur les différents temps de structuration du sujet en devenir dans son rapport à l'Autre, en tant que cet Autre est le lieu d'une langue et d'une parole constituée. Ce concept fondamental de pulsion s'inscrit entre le psychique et le somatique. Comme tout outil d'une théorie scientifique, il a subi des remaniements successifs, correspondant à différents temps de l'élaboration freudienne, qu'il est important de bien identifier. S. Freud distingue des éléments qui se définissent les uns par rapport aux autres, à la fois la pulsion de vie/la pulsion de mort, les pulsions du Moi/les pulsions sexuelles, les pulsions partielles/la pulsion sexuelle.

Les pulsions et l'excitation

« La pulsion est le représentant psychique d'une source continue d'excitation provenant de l'intérieur de l'organisme[5]. » Le terme de « représentant psychique » sous-entend le recours à la métaphore, car la pulsion ne fait que « représenter » une source d'excitation, elle s'inscrit dans le champ des représentations, mais elle génère de ce fait un reste qui échappe à la représentation.

C'est dans « L'esquisse d'une psychologie scientifique[6] » que S. Freud aborde les réactions du psychisme d'un sujet à l'égard des excitations qui le mobilisent. Il s'agit de retenir de ce travail très rigoureux et détaillé ce qui éclaire les questions que nous approfondissons ici concernant les pulsions. Il

3. S. Freud, « Pulsions et destins des pulsions », *op. cit.*
4. J. Lacan, *op. cit.*
5. S. Freud, *Trois essais sur la théorie de la sexualité*, *op. cit.*
6. S. Freud, « L'esquisse d'une psychologie scientifique », dans *La naissance de la psychanalyse*, Paris, PUF, 1979, p. 313-396.

propose que le psychisme humain se constitue comme un frein exercé sur l'écoulement naturel incessant des excitations. Nous pouvons citer le développement qu'il propose :

« À mesure que s'accroît la complexité interne de l'organisme, le système neuronique reçoit des *stimuli* provenant des éléments somatiques eux-mêmes, des *stimuli* endogènes qui tendent aussi à se décharger. Ils prennent naissance dans les cellules du corps et provoquent les grands besoins : la faim, la respiration, la sexualité. L'organisme ne peut leur échapper comme il le fait pour les *stimuli* extérieurs ; il n'est pas en mesure d'employer leur quantité (Q) pour les fuir. Les excitations ne cessent que si des conditions bien déterminées se trouvent réalisées dans le monde extérieur (par exemple dans le cas du besoin de nourriture). Pour exécuter l'acte [capable de fournir ces conditions] et pouvant être qualifié de spécifique, il faut un effort indépendant des quantités endogènes (Qη) et généralement plus grand qu'elles, puisque l'individu est soumis à certaines conditions que l'on peut appeler *urgence de la vie*. En conséquence, le système neuronique se voit obligé de renoncer à sa tendance originelle à l'inertie, c'est-à-dire à sa tendance au niveau = 0. Il doit apprendre à supporter une quantité emmagasinée (Qη) qui suffise à satisfaire les exigences d'un acte spécifique. Suivant la façon dont il le fait, cependant, la même tendance persiste sous la forme modifiée d'un effort pour maintenir la quantité à un niveau aussi bas que possible et éviter toute élévation, c'est-à-dire pour conserver constant ce niveau[7]. » Le sujet est obligé de renoncer à l'inertie, mais il cherche toutefois à maintenir le niveau de son énergie interne le plus bas possible.

7. *Ibid.*, p. 317.

Pulsion de vie et pulsion de mort

S. Freud dit des pulsions qu'elles sont les moteurs du progrès[8], car elles sont des forces internes au sujet et elles consentent à être soumises au principe de plaisir. Qu'elles soient soumises au principe de plaisir est une autre manière de rendre compte de l'économie d'énergie du psychisme. Les pulsions se prêtent à une forme de maîtrise, elles cherchent comme mode de satisfaction l'abaissement de la tension suscitée par l'excitation – considérée comme un déplaisir – pour retrouver un niveau de tension le plus bas et le plus stable possible. « Le but de la pulsion est toujours la satisfaction, qui ne peut être obtenue qu'en supprimant l'état d'excitation à la source de la pulsion. »

Cette proposition introduite par S. Freud dans « Pulsions et destins des pulsions » est précisée plus tard dans « Le problème économique du masochisme » avec l'éclairage qu'aura pu lui apporter « Au delà du principe de plaisir[9] ». Si la satisfaction recherchée par les pulsions correspond à la stabilisation le plus bas possible, ce niveau d'équilibre n'est pas le zéro, comme nous l'avons déjà vu, mais un niveau qui correspond aux effets de la participation de la libido, de « la pulsion de vie », à la pulsion de mort qui vise en elle-même le retour à la stabilité de l'état inorganique[10]. La pulsion de vie est introduite comme le facteur qui cause un frein exercé sur l'écoulement incessant des excitations. S. Freud rapporte aux pulsions abordées sous cet angle et à leur articulation les conditions de la survie de l'individu et de l'espèce. Il leur attribue le terme d'instinct : l'instinct de vie, l'instinct de mort. La « participation »

8. S. Freud, « Pulsions et destins des pulsions », *op. cit.*, p. 17.
9. S. Freud, « Au-delà du principe du plaisir », dans *Essais de psychanalyse*, Paris, PBP, 1971, p. 7-81.
10. S. Freud, « Le problème économique du masochisme », *op. cit.*, p. 288.

de ce qu'il nomme « la pulsion de vie », ou « la libido », à la pulsion de mort apporte un frein à celle-ci et l'amène à introduire le concept de « principe » : c'est « le principe de plaisir », qui tempère le « principe de nirvâna » – qui correspondrait à une jouissance absolue, mythique, alors que « le principe de réalité » représente l'influence du monde extérieur.

On peut sans doute comprendre le glissement sémantique qui fait passer de la notion de pulsion à celle d'instinct, puis à celle de principe, comme le souci de S. Freud de se dégager de l'appui initial qu'il prend dans l'organique pour en différencier les principes économique en jeu dans les représentations, et pour définir les conditions de la vie psychique.

Le principe de réalité correspond à un « indice de réalité » issu des neurones perceptifs, du système perceptif W, que S. Freud rattache à une inhibition venue du Moi, dont le psychisme apprend à faire usage. Il offre au sujet le critère permettant d'établir une distinction entre une perception et une représentation, entre une perception et un souvenir, entre une perception et une hallucination [11]. L'excitation perceptive aboutit à une décharge perceptive, et l'annonce de cette dernière constitue un indice de qualité ou de réalité. Le Moi exerce sur les représentations une inhibition de l'indice de réalité pour s'éviter la prise en compte de l'affect lié à la représentation. La représentation, le souvenir, l'hallucination initiale sont privés de l'indice de la réalité dont est chargée la perception. Le principe de réalité est lié à l'inhibition par le Moi de l'indice de réalité qui touche la perception.

On peut rapporter la participation de la libido à l'instinct de mort au temps logique des premières inscriptions mnésiques du sujet. Celles-ci, fixant la trace d'une expérience du sujet, introduisent un frein à l'égard de l'écoulement indéfini de la vie, mais rendent impossible le retour à l'état inorganique antérieur. Le développement de S. Freud sur les conséquences

11. S. Freud, « L'esquisse d'une psychologie scientifique », *op. cit.*, p. 313-396.

de l'inscription mnésique différencie la conscience émergente de la perception dans son travail de *L'esquisse*[12], et autrement dans la lettre 52 de Freud à Fliess[13]. Les conséquences irréversibles de cette inscription sont soulignées à plusieurs reprises dans son œuvre : « Le chemin en arrière, vers la satisfaction complète, est généralement barrée par les résistances maintenues par les refoulements [le refoulement correspondant à l'inscription mnésique initiale[14]], si bien qu'il ne reste à l'organisme qu'à avancer dans l'autre direction, encore libre, sans l'espoir toutefois de venir à bout du processus et de pouvoir jamais atteindre le but[15]. »

Nous voyons donc un premier versant du concept de la pulsion qui débouche sur les concepts d'instinct de vie et d'instinct de mort.

Les pulsions du Moi et les pulsions sexuelles

Freud explore un autre versant de la pulsion en développant la différence entre les pulsions du Moi, censées entretenir la vie du Moi qui sont les pulsions d'autoconservation du sujet et les pulsions sexuelles qui visent à la perpétuation de l'espèce, les secondes s'étayant initialement sur les premières avant de s'en autonomiser. Il propose deux conceptions du rapport entre le moi et la sexualité, qui sont loin de s'exclure mutuellement : dans l'une, la sexualité est une activité de l'individu, avec ses aléas, dans l'autre l'individu est un « appendice temporaire et passager du plasma germinal[16] ».

12. *Ibid.*, p. 313-396.
13. S. Freud, « Lettre de Freud à Fliess », n° 52 du 6 décembre 1896, dans *Naissance de la psychanalyse*, Paris, PUF, 1979, p. 153-160.
14. C'est moi qui souligne.
15. S. Freud, « Au-delà du principe du plaisir », *op. cit.*, p. 53.
16. S. Freud, « Pulsions et destins des pulsions », *op. cit.*, p. 23.

À cette différence entre pulsion du Moi et pulsions sexuelles s'intrique une autre distinction qui est celle du rapport entre les pulsions partielles et la pulsion sexuelle, qu'il nomme aussi la pulsion génitale. De cette intrication, nous pouvons retenir ce qu'il avance alors : « Le but que chacune d'elles (les pulsions sexuelles nombreuses) poursuit est l'obtention du plaisir d'organe ; c'est seulement la synthèse une fois accomplie qu'elles entrent au service de la fonction de reproduction, et c'est ainsi qu'elles se font alors généralement connaître comme pulsions sexuelles. À leur première apparition elles s'étayent d'abord sur les pulsions de conservation, dont elles se détachent progressivement, et suivent également, dans la découverte de l'objet, les voies que leur montrent les pulsions du moi. Une partie d'entre elles restent associées aux pulsions du Moi tout au long de la vie et les dotent de composantes libidinales qui dans le fonctionnement normal échappent facilement au regard et ne sont dévoilées que dans la maladie [17]. »

Nous pourrions tout d'abord être embarrassés de ce que la dimension sexuelle soit abordée dans la suite des pulsions partielles, qui concernent de manière équivalente n'importe quel lieu du corps, qu'elle ne soit pas d'emblée présentée comme la toile de fond symbolique sur laquelle se développent les pulsions partielles, et qu'elle soit proposée comme un effet de synthèse de celles-ci, dans un temps second. Mais plutôt que de nous arrêter à cet embarras, nous pouvons repérer les frayages que le travail de S. Freud nous propose dans la précision de ses analyses dans les oppositions du sadisme et du masochisme et de l'exhibitionnisme et du voyeurisme.

Pour rappeler rapidement quelques caractéristiques développées par S. Freud sur les pulsions dans le fil de ce qui nous intéresse ici :
– la poussée de la pulsion est constante ;
– le but en est la satisfaction, c'est-à-dire la suppression de la source d'excitation de la pulsion ;

17. S. Freud, « Pulsions et destins des pulsions », *op. cit.*, p. 24.

– l'objet est « ce en quoi ou par quoi la pulsion peut atteindre son but ». Il n'est pas originairement lié à la pulsion, il n'est pas nécessairement un objet étranger ; il peut être une partie du corps propre. « Il peut être remplacé à volonté tout au long des destins que connaît la pulsion. Il peut arriver que le même objet serve simultanément à la satisfaction de plusieurs pulsions : c'est le cas de ce que Alfred Adler appelle l'entrecroisement des pulsions [18]. » « L'entrecroisement des pulsions » est une chose. Ce que je mentionne ici comme « l'intrication des pulsions » – et son envers qui est « la désintrication des pulsions » – est autre chose. Nous avons déjà vu, au début de ce travail, dans les deux exemples cliniques d'enfants violents, que le regard peut avoir une fonction d'objet de manières différentes dans une monstration hystérique ou dans l'adresse dans une mise en scène ; l'exhibition perverse correspondrait à une fonction encore différente. Ce sont des entrecroisements de pulsions sur un même objet [19] ;
– la source de la pulsion est localisée dans un organe ou une partie du corps dont l'excitation est représentée dans la vie psychique par la pulsion.

Nous voyons donc, dans ce rapide aperçu du travail de S. Freud, deux différentes articulations des pulsions, celle de la participation de la pulsion de vie à la pulsion de mort, qui correspond au temps de l'inscription mnésique propre du sujet, à son inscription dans le symbolique, et celle de « l'entrecroisement des pulsions » où un même objet peut servir simultanément plusieurs pulsions.

---

18. S. Freud, « Pulsions et destins des pulsions », *op. cit.*
19. L'intrication des pulsions relève d'un autre mécanisme. Il s'agit pour la pulsion de passer d'un objet à un autre, de passer du regard à l'ouïe par la structure de la parole qui lie l'un à l'autre. Dans la mise en scène de l'*acting-out* ou du symptôme-out, il s'agit de « lire » ou « d'entendre » métaphoriquement ce qui est donné à voir.

Les destins des pulsions

Il développe son travail sur les pulsions en œuvre dans les couples opposés du sadisme et du masochisme et de l'exhibitionnisme et du voyeurisme, pour illustrer les destins qu'il assigne aux pulsions :
– le renversement en son contraire, qui comprend le retour de l'activité en la passivité et le renversement du contenu ;
– le retournement sur la personne propre ;
– le refoulement ;
– la sublimation.

Le renversement en son contraire « ne concerne que les buts de la pulsion ; le but actif : tourmenter, regarder, est remplacé par le but passif : être tourmenté, être regardé[20] ».

Le retournement sur la personne propre permet de saisir que le changement d'objet entre ces deux temps s'accompagne de la permanence du but, le masochiste jouit de la fureur dirigée sur sa personne propre, l'exhibitionniste partage la jouissance de celui qui le regarde se dénuder. Dans ces différents temps, le retournement sur la personne propre et le retournement de l'activité en passivité se rejoignent ou se confondent.

Cette combinaison d'opérations est génératrice de ce que S. Freud désigne du terme de « nouveau sujet ». Il illustre ainsi les trois temps de la pulsion :
– le sadisme est une activité de violence exercée à l'encontre d'une autre personne prise comme objet ;
– « cet objet est abandonné et remplacé par la personne propre. En même temps… s'accomplit une transformation du but pulsionnel actif en but passif ;
– de nouveau est cherchée comme objet une personne étrangère qui, en raison de la transformation de but intervenue, doit assumer le rôle du sujet[21] ».

20. S. Freud, « Pulsions et destins des pulsions », *op. cit.*
21. *Ibid.*

À propos de l'exhibitionnisme et du voyeurisme, S. Freud reprend les même modes, actif, passif et réfléchi, entre regarder qui est une activité dirigée vers un objet étranger ; puis être regardé ; et « l'introduction d'un nouveau sujet auquel on se montre pour être regardé par lui ».

S. Freud désigne le développement déterminé de la pulsion dans la succession et la coexistence des trois temps, les temps actif, passif et réfléchi. Il compare la coexistence de ces trois temps à la juxtaposition de différentes strates dans la structure géologique d'un relief. Le temps passif persiste dans le troisième temps, même quand « le processus de transformation de la pulsion est très largement accompli ». On peut ne pas être trop étonné de cette coexistence si on a à l'esprit qu'initialement le temps de la passivité est aussi un temps de jouissance activement recherchée par le sujet. Il a cherché activement une position passive à l'égard de cette pulsion.

Il est par contre étonnant de constater comment le processus de la pulsion, dans le retournement en trois temps, donne un statut de sujet à ce qui était l'objet du mode actif. Le sujet en devenir va s'identifier à ce « nouveau sujet » qui « doit assumer le rôle du sujet ». C'est une opération surprenante. Les différents temps de retournement de la pulsion, associée au renversement en son contraire, font surgir un sujet, un « nouveau sujet », là où était initialement recherché un objet. S. Freud ne nous éclaire pas plus sur ce surgissement, sauf quand il rapporte celui-ci au maniement du verbe dans la névrose obsessionnelle, dans l'autopunition, qui est distincte du masochisme. La référence au mode grammatical du verbe est mise en avant pour rendre compte de cette différence de solution : « Le besoin de tourmenter devient tourment infligé à soi-même, autopunition, et non masochisme. De la voix active, le verbe passe non pas à la voix passive mais à la voix moyenne réfléchie [22]. »

22. *Ibid.*

Le nouveau sujet

Donc, premier grand élément de surprise de ce travail. La pulsion peut, par l'association du renversement en son contraire et par le retournement sur la personne propre, faire de l'objet visé un sujet, un nouveau sujet, qui fait partie prenante de la structure du sujet en devenir puisqu'il devient une instance dont le sujet peut craindre, attendre ou chercher la violence, ou dont il peut quêter le regard. Nous voyons pourtant poindre des questions, que nous pouvons laisser sans réponse pour le moment. Comment la pulsion partielle, concernant un lieu du corps, peut-elle permettre de rendre compte d'un « nouveau sujet » ? Faut-il entendre qu'elle en rend compte dans son champ partiel ? Faut-il entendre qu'elle rend compte d'une partie d'un nouveau sujet ? Ou faut-il entendre que, par son biais, elle rendrait compte du sujet comme instance ? Nous pouvons repousser à plus tard les réponses à fournir à ces questions.

Le temps préalable à la pulsion et ce qu'elle véhicule

La seconde surprise correspond à la découverte par S. Freud d'un temps préalable à ce processus de la pulsion. C'est un point qui lui est apparu clairement pour le regard dès son travail de « pulsions et destins des pulsions », mais qu'il a développé ultérieurement dans son travail sur le masochisme [23]. Car pour concevoir le sadisme, il se heurte à une contradiction. Infliger de la douleur ne correspond pas à un but originairement recherché par la pulsion, puisqu'elle est régie par le principe de plaisir. « C'est uniquement si les sensations de douleur, comme d'autres sensations de déplaisir, débordent sur le domaine de l'excitation sexuelle et provoquent un état de plaisir [...] qu'on peut consentir au déplaisir de la douleur. Une fois qu'éprouver

23. S. Freud, « Le problème économique du masochisme », *op. cit*, p. 287-297.

de la douleur est devenu un but masochiste, le but sadique consistant à infliger des douleurs peut aussi apparaître, rétroactivement. » On jouit alors, non de la douleur même, mais de l'excitation sexuelle qui accompagne la douleur. « Jouir de la douleur serait donc un but originairement masochiste, mais qui ne peut devenir un but pulsionnel que sur un fond sadique originaire. » C'est cette énigme du masochisme primaire que S. Freud reprend dans son travail ultérieur. Je ne vais pas commenter ici toute la subtilité du développement de S. Freud, mais me limiter à ses hypothèses concernant le masochisme originaire. Il rapporte celui-ci aux conséquences des tentatives de domptage de la pulsion de mort, liée à la stabilité inorganique que nous avons déjà évoquée, par la libido. Cette dernière s'acquitte de cette tâche en dérivant une partie de la pulsion destructrice vers l'extérieur, par le biais du système organique de la musculature, dans une pulsion de destruction, d'emprise, de volonté de puissance. « Une partie de cette pulsion est placée directement au service de la pulsion sexuelle où elle a un rôle important. C'est là le sadisme proprement dit. Une autre partie ne participe pas à ce déplacement vers l'extérieur, elle demeure dans l'organisme et là elle se trouve liée libidinalement à l'aide de la coexcitation sexuelle dont nous avons parlé ; c'est en elle que nous devons reconnaître le masochisme originaire, érogène[24]. » L'autre raison qu'il introduit pour expliquer le masochisme originaire, de manière complémentaire, consiste en ce que le domptage de la pulsion de mort par la libido se fait en certaines proportions sous forme d'unions et d'amalgames, et que sous certaines influences, des désunions peuvent se produire, laissant cette pulsion de mort s'exercer sur le sujet.

S. Freud met donc en évidence un temps de masochisme originaire – où souffrir correspond à un enjeu érogène – qui préside à la mise en jeu de la pulsion dans le couple

24. *Ibid.*

sadisme/masochisme. Ceci permet de comprendre dans quelle économie de plaisir se joue le temps du sadisme et comment le masochisme secondaire qui résulte de la pulsion vient renforcer le masochisme primaire.

Le temps préalable à la pulsion et la charge érogène dont est chargé le masochisme originaire rejoignent le constat et la découverte d'un temps analogue concernant le regard. La pulsion de regarder, nous dit S. Freud, « est en effet, au début de son activité, auto-érotique ; elle a bien un objet, mais elle le trouve dans le corps propre dans l'organe sexuel. C'est plus tard seulement qu'elle est conduite [...] à échanger cet objet avec un objet analogue dans le corps étranger[25]», et à inscrire le sujet dans une quête d'objet sexuel chez l'autre, dans une recherche qui le sort de son narcissisme initial. Ce qui l'amène à ce schéma :

a/ Regarder soi-même un membre sexuel ;	=	membre sexuel être regardé par la personne propre
|		|
b/ Regarder soi-même objet étranger (plaisir de regarder actif)		c/ objet propre être regardé par personne étrangère (plaisir de montrer exhibition)

Deux versants de la pulsion

Nous voyons alors se dégager deux plans distincts :

– celui du processus de la pulsion même, dans les trois temps de l'articulation du renversement dans le contraire et du retournement sur la personne propre, qui ont comme conséquence de générer un « nouveau sujet », à partir de l'objet de la pulsion. Ce « nouveau sujet » devient partie prenante du psychisme puisque le sujet en vient à craindre, à attendre ou à chercher le tourment qui en résulte dans un cas, ou à se référer à ce

25. S. Freud, « Pulsions et destins des pulsions », *op. cit.*

regard dans l'autre cas. Nous avons vu les questions que le caractère partiel de la pulsion pose pour la prise en compte du « nouveau sujet » ;
– et le plan de la charge érogène véhiculée par ce processus de la pulsion, qu'il s'agisse de la dimension érogène de la douleur dans ce premier cas, ou de la représentation du membre sexuel dans le second cas.

Ce sont là deux points surprenants. La pulsion génère un « nouveau sujet », et elle sert de voie de transmission d'une dimension du sexuel qui est différente de celle dont elle-même peut être chargée. La différence entre le strict circuit de la pulsion et ce qu'il véhicule est mentionnée par Freud à propos du masochisme érogène, qui imprègne les différentes pulsions. Ce sera dans l'organisation orale l'angoisse d'être dévoré, dans la phase anale le désir d'être battu par le père, puis la crainte ultérieure de la castration, etc.

Le dernier point à relever ici des remarques de S. Freud, et sur lequel nous pourrons revenir à propos de l'hyperactivité de l'enfant, concerne la musculature comme source pulsionnelle. Concernant le regard, « l'objet de la pulsion, bien qu'il soit aussi d'abord une partie du corps propre, n'est pas l'œil lui-même, et dans le sadisme, la source organique, probablement la musculature en tant qu'elle est capable d'action, se réfère directement à un autre objet, même si cet objet appartient au corps propre [26] ». S. Freud présente [27] ainsi l'usage de la musculature, comme une source pulsionnelle, comme un système organique particulier qui correspond à l'exercice du domptage de la pulsion de mort par la libido du sujet. C'est le souci de l'enfant, précise-t-il, « de se rendre maître de ses propres membres [28] ».

---

26. *Ibid.*
27. S. Freud, « Le problème économique du masochisme », *op. cit.*
28. S. Freud, « Pulsions et destins des pulsions », *op. cit.*

Les pulsions chez J. Lacan

Le circuit de la pulsion

Nous allons tirer du travail de J. Lacan sur la pulsion plusieurs éclairages pour la démarche qui nous intéresse ici. Nous pouvons les regrouper en quatre points :
– J. Lacan précise l'enjeu de la pulsion comme un circuit qui offre un frayage à l'inconscient, *via* la partialisation de la pulsion ;
– il introduit la notion de sujet a-céphale, comme formulation du « nouveau sujet » de S. Freud ;
– il définit un phénomène « de bord », qui fait saisir en quoi la poussée de la pulsion est constante ;
– et il approfondit ce qui préside au passage d'une pulsion à une autre.

J. Lacan développe les trois temps de la pulsion que S. Freud a introduits, dans les allers-retours entre le « sujet en devenir » et l'objet de la pulsion qui se révèle progressivement une instance Autre. Ce sont ici deux franchissements logiques qui sont intriqués. Le sujet n'est qu'à titre d'ébauche, de sujet en devenir et l'Autre n'est qu'objet de la pulsion avant de devenir, une instance. La pulsion se structure par la fermeture de cet aller-retour en un tour circulaire. Les allers-retours correspondent aux formes du verbe, active, passive et réfléchie, auxquelles s'intrique le retournement sur la personne propre. Mais alors que S. Freud proposait la coexistence des différents temps de la pulsion comme une superposition de strates successives, J. Lacan la présente comme un circuit circulaire. Le bouclage du circuit se révèle être en lui-même le but de la pulsion et la recherche de sa satisfaction : « Si la pulsion peut être satisfaite sans avoir atteint ce qui, au regard d'une totalisation biologique de la fonction, serait la satisfaction à sa fin de reproduction, c'est qu'elle est pulsion partielle et que son but

29. J. Lacan, *Les quatre concepts fondamentaux de la psychanalyse*, *op. cit.*, p. 163.

n'est point autre chose que ce retour en circuit[29]. » J. Lacan définit ainsi le but de la pulsion comme le bouclage d'un circuit autour d'un vide en tirant les conséquences des remarques de S. Freud sur la sublimation et sur la visée même des symptômes névrotiques.

S. Freud définissait la sublimation comme un des destins de la pulsion[30] et en tant que la sublimation est la satisfaction de la pulsion sans refoulement, même si elle est inhibée dans son but. Le sujet retrouve, au terme du parcours de la sublimation, le manque auquel il a initialement consenti en s'y engageant. La sublimation est l'exemple même de la satisfaction de la pulsion. La visée de la pulsion est de faire le tour du vide de l'objet perdu, ou plutôt de l'objet de manque que le sujet met en place de l'objet perdu, du fait de son recours à la parole pour le désigner. Bien entendu, ceci n'est possible que si le sujet a recours à la métaphore, c'est-à-dire s'il consent à substituer à l'absence réelle de la mère une absence symbolique, dans la combinaison de phonèmes, comme l'illustre S. Freud dans le « fort-da[31] ». « [...] C'est cet objet que nous confondons trop souvent avec ce sur quoi la pulsion se referme – cet objet, qui n'est en fait que la présence d'un creux, d'un vide, occupable, nous dit Freud, par n'importe que l'objet, et dont nous ne connaissons l'instance que sous la forme de l'objet perdu petit a[32]. »

De même, la satisfaction que le sujet tire de son symptôme est surprenante, « le sujet se contente ! », même si ce contentement va à l'encontre de ce dont il pourrait se satisfaire. On sait bien comment l'hystérique se contente d'alimenter un désir insatisfait plutôt que de se risquer dans le champ de la jouissance phallique. De même, en reprenant l'analyse de S. Freud des perversions et du voyeurisme, J. Lacan souligne

---

30. S. Freud, « Pulsions et destins des pulsions », *op. cit.*
31. S. Freud, « Au-delà du principe de plaisir », *op. cit.*, p. 7-81.
32. J. Lacan, *Les quatre concepts fondamentaux de la psychanalyse*, *op. cit.*, p 164.

que la satisfaction que cherche le voyeur dans son symptôme est, là encore, un évidement. Ce n'est pas l'objet regard comme présence qui est recherché, mais c'est l'objet en tant qu'absence : « L'autre le surprend, lui, le sujet, comme tout entier regard caché[33]. »

De cela, J. Lacan tire quatre conséquences :

1. La satisfaction de la pulsion, dans son bouclage en circuit, rend compte de l'impossible du rapport au réel de l'objet auquel le sujet a consenti du fait de son recours à la parole ; elle va donc se prêter à un frayage de l'inconscient ; il y a une sorte de résonance entre l'évidement du circuit de la pulsion et la perte d'accès au réel de l'objet, du fait de la parole. J. Lacan le souligne de manière précise : « J'ai pu vous articuler l'inconscient comme se situant dans les béances que la distribution des investissements signifiants instaure dans le sujet, et qui se figurent dans l'algorithme en un losange [<>] que je mets au cœur de tout rapport de l'inconscient entre la réalité et le sujet. Eh bien ! C'est pour autant que quelque chose dans l'appareil du corps est structuré de la même façon, c'est en raison de l'unité topologique des béances en jeu, que la pulsion prend son rôle dans le fonctionnement de l'inconscient[34]. »

Il précise ainsi ce qui serait la recherche d'une fonction de frayage de la pulsion dans les perversions. « Si grâce à l'introduction de l'autre, la structure de la pulsion apparaît, elle ne se complète vraiment que dans la forme renversée, dans sa forme de retour, qui est la vraie pulsion active. Dans l'exhibitionnisme, ce qui est visé par le sujet, c'est ce qui se réalise dans l'autre. La visée véritable du désir, c'est l'autre, en tant que forcé, au-delà de son implication sur la scène. Ce n'est pas seulement la victime qui est intéressée dans l'exhibitionnisme, c'est la victime en tant que référée à quelque autre qui la regarde[35]. » On pourrait dire qu'à défaut de répondant chez l'Autre, qu'à défaut de prise en compte par les signifiants de

---

33. *Ibid.*, p. 166.
34. *Ibid.*, p. 165.
35. *Ibid.*, p. 166.

l'Autre des mouvements intimes du sujet en devenir, celui-ci provoque chez l'Autre une initiative qu'il cherche à utiliser comme un premier temps de la pulsion. Ce qui explique que le second temps de ce qui est suscité par la provocation perverse passe par un évitement ou un ratage, comme le sujet exhibitionniste se cache au regard suscité chez l'Autre. L'ascète qui se flagelle « veut seulement désigner le retour, l'insertion sur le corps propre, du départ et de la fin de la pulsion ». De même, dans la pulsion sadomasochiste, la douleur entre en jeu quand « l'autre est entré en jeu, où le sujet s'est pris pour terme, *terminus* de la pulsion. À ce moment-là, la douleur entre en jeu en tant que le sujet l'éprouve de l'autre ». C'est-à-dire que dans les perversions, le chemin de la pulsion vise un forçage symbolique de l'autre, « un forçage du principe du plaisir par l'incidence de la pulsion partielle ». Il s'agit d'opérer par un forçage symbolique une décomplétude de l'autre. « Le chemin de la pulsion est la seule forme de transgression qui soit permise au sujet par rapport au principe du plaisir », c'est-à-dire que, du fait de l'intervention de l'autre, « il s'apercevra qu'il y a une jouissance au-delà du principe du plaisir », pour en permettre la capture « par la figure voilée qui est celle de la sexualité [36] ». Il me semble qu'on voit bien, du coup, comment la mise en scène de l'*acting-out*, ou du symptôme-out, opère sur le même mode, par un forçage symbolique de l'Autre, dans la convocation du regard de l'Autre qui est invité à lire ce qui est montré. Il s'agit là aussi d'un appel à la figure voilée qui est celle de la sexualité.

2. Le circuit de la pulsion fait le tour de l'objet perdu, cause du désir, et rend compte du symbolique par l'articulation grammaticale du réel de cette perte.

3. À ce titre, l'objet que vise la pulsion n'a aucune importance, il est complètement indifférent. Il peut être l'effet d'une substitution puisque le but de la pulsion va être d'en faire le tour.

---

36. *Ibid.*, p. 167.

4. Le parcours de ce circuit, qui fait le tour de l'objet, qui borde l'objet, explique que la pulsion ait une poussée constante, à la différence de ce qui relèverait de la genèse organique et instinctuelle de la pulsion. L'énergie potentielle le long de ce parcours de bord, le long de ce parcours qui se referme sur lui-même, est constante et ne dépend que de l'ouverture de la source. C'est un point que mentionne J. Lacan, qu'il serait trop long de développer dans le fil de ce travail, mais que précise très soigneusement M. Darmon dans son travail sur la topologie [37] dans la référence au théorème de Stokes. Celui-ci définit en électromagnétisme que l'énergie potentielle d'un flux le long d'un contour fermé est constant. Cette énergie potentielle étant liée à la tangente du contour, celle-ci reste constante quand le contour est fermé.

Nous voyons donc que la notion de circulation de la pulsion éclaire certaines de ses caractéristiques :
– sa poussée constante ;
– son but, qui est de cerner le réel de la perte de l'objet ;
– le caractère indifférent de l'objet.

La pulsion se révèle comme un montage, un montage dont les différents temps se rapportent, comme l'introduisait S. Freud et comme le développe J. Lacan, à des articulations grammaticales, notamment à l'articulation des formes verbales active, passive et réfléchie, comme autant de vagues qui coexistent, et aux retournements sur la personne propre qui s'y associent.

La pulsion scopique

J. Lacan détaille avec beaucoup de soin cette proposition pour la pulsion scopique, dans un travail sur le regard, le tableau et la perspective. Je ne vais pas reprendre ici l'intégralité de ses développements [38] que j'ai déjà en partie commentés

---

37. M. Darmon, *Essais sur la topologie lacanienne*, Éditions de l'ALI, 2004, notamment p. 255-274.
38. J. Lacan, *Les quatre concepts fondamentaux de la psychanalyse*, *op. cit.*

ailleurs [39]. Pour l'essentiel, il souligne que le sujet de la parole est distinct du sujet du regard sur lequel se projette le tableau : « Je ne suis pas simplement cet être punctiforme qui se repère au point géométral d'où est saisie la perspective. » C'est souligner comment « le sujet regard » qui se satisfait du tableau – qui fait que le regard se pose, que le sujet « pose son regard », « il dépose son regard comme il dépose les armes » –, est distinct du sujet de la parole. Ce qui est une manière de souligner que « le sujet regard » ne peut représenter qu'une approche partielle, *via* le regard, de la division du sujet de la parole et du désir.

J. Lacan relève que la peinture expressionniste est une forme de peinture qui incite le sujet regard à la lecture et « qui va dans le sens d'une certaine satisfaction – au sens où Freud emploie le terme quand il s'agit de la satisfaction de la pulsion – d'une certaine satisfaction à ce qui est demandé par le regard ». C'est cette visée qui est recherchée par les anamorphoses, par les tableaux des *vanitas* ou par la construction d'une forme de perspective dans la constitution de « l'essieu », comme J. Lacan le développe ailleurs [40], qui suscite une interrogation du regard du sujet en face du tableau. « Ce qu'on regarde, c'est ce qui ne peut pas se voir. » Nous pouvons rapprocher cette discrimination, introduite dans le regard par ce type de tableaux, de la distinction entre le sujet du regard et le sujet de la parole et du désir.

Si nous voulons suivre le parcours de la pulsion scopique que nous propose J. Lacan, nous devons nous assurer de situer ce parcours logiquement antérieur à ce qu'il développe dans le stade du miroir, en ce temps où l'enfant se saisira de son image dans le miroir pour accéder à une intuition anticipatrice de l'unité de sa personne. Le parcours de la pulsion et ses trois

---

39. J.-M. Forget, *L'adolescent face à ses actes et aux autres*, Toulouse, érès, 2005.

40. J. Lacan, *L'objet de la psychanalyse*, séminaire des années 1965-1966, Éditions de l'ALI.

temps précèdent logiquement l'intuition « jubilatrice » de l'unité de soi qu'en fait l'enfant[41].

Dans le parcours de la pulsion, le sujet vient à atteindre la dimension du Grand Autre, non dans le sens du narcissisme – comme ce serait le cas dans l'amour dans le « s'aimer soi-même » à travers l'autre –, mais « dans la circularité de la pulsion, qui montre dans son intervalle, une béance[42] ». Le sujet (en devenir[43]) regarde un objet étranger en un premier temps. Il est regardé par cet objet étranger, dont il fait en un troisième temps une instance et dont il s'efforce de « se faire voir », de « se faire regarder ». Dans ses remarques, J. Lacan résout la difficulté d'introduction de la personne étrangère, la difficulté d'introduction du « nouveau sujet » qui émerge au troisième temps de la pulsion, par le recours à la grammaire. Il précise d'ailleurs qu'il faut entendre « le nouveau sujet », non pas comme s'il y avait déjà un sujet, qui serait le sujet de la pulsion, mais comme le fait qu'il est nouveau de voir apparaître un sujet. C'est ce recours à la grammaire qui semble la seule solution qui rende compte d'une formulation incongrue développée par S. Freud qui, autrement, semblerait incompréhensible. Car l'hypothèse du temps initial où l'enfant regarde son membre sexuel déboucherait sur un second temps de la pulsion où ce serait ce membre sexuel qui se réjouirait d'être regardé ! C'est donc moins l'identité de l'Autre qui est en jeu, que la structure grammaticale de cet Autre. De ce fait, pour rendre compte du troisième temps de la pulsion, J. Lacan propose la formulation de « se faire ».

Le bouclage de la pulsion se traduit dans la formule qu'il propose de « se faire... » : « se faire voir » pour la pulsion scopique ; « se faire manger » pour la pulsion orale ; « se faire chier » pour la pulsion anale ; « se faire entendre » pour la

41. J. Lacan, « Le stade du miroir comme formateur de la fonction du Je », dans *Écrits*, Paris, Le Seuil, 1966, p. 93-100.
42. J. Lacan, *Les quatre concepts fondamentaux de la psychanalyse*, *op. cit.*, p. 177.
43. C'est moi qui souligne.

pulsion d'invocation ; « se faire bouger » pour la pulsion motrice, sur lesquelles nous reviendrons.

La grammaire de la pulsion

Ce qui est en jeu dans le circuit pulsionnel scopique se situe dans une antériorité logique au temps où l'enfant appréhendera l'unité de sa personne *via* son image du stade du miroir. Ceci, non pas pour rendre compte d'une chronologie du développement, mais en ce que la référence qu'introduit S. Freud de la consistance de l'objet – devenant celui par lequel le sujet est regardé, puis « le nouveau sujet » – n'est en aucun cas la référence à la personne, qui nous engagerait dans le champ du narcissisme. Il s'agit bien de la découverte, *via* le regard, de l'articulation grammaticale des trois voies active passive et réfléchie.

L'enfant suppose déjà que c'est à une instance langagière qu'il se confronte, qu'il est déjà inscrit dans le symbolique et dans le langage. La pulsion se révèle comme l'habillage par la grammaire de l'Autre de ce qui surgit chez le sujet en devenir. C'est en cela que J. Lacan dit que « la pulsion est l'écho, dans le corps de l'enfant, de la structure langagière de l'Autre [44] », et qu'il donne à la pulsion l'inscription de celle de la demande $<>D. Le sujet de la pulsion est inscrit dans le champ de la métaphore. Ceci nous permet de préciser que le champ que nous explorons ici n'est pas celui qui correspondrait aux difficultés d'inscription d'un sujet dans le symbolique et de l'accès à la métaphore, comme nous le rencontrons dans les psychoses. La question serait alors celle de l'enjeu de la « déspécification pulsionnelle », comme la désigne M. Czermak [45] et ses collaborateurs [46] ; elle est tout autre. Dans le champ de notre travail

---

44. J. Lacan, *Le sinthome,* séminaire des années 1975-1976.
45. M. Czermak, *Passions de l'objet, études psychanalytiques des psychoses*, Paris, Éditions de l'ALI, 1986 ; *Patronymies*, Paris, Masson, 1998.
46. S. Hergott, J.-J. Tyszler, M. Czermak, « Remarques sur la déspécification pulsionnelle dans son rapport à la pulsion », *Disparité clinique de l'oralité, Le trimestre analytique,* n° 3/4, Paris, ALI, 1997, p. 271-295.

où le sujet est inscrit dans le symbolique, la pulsion résulte de l'habillage signifiant auquel consent le sujet au lieu de l'Autre, pour rendre compte des excitations internes qui l'animent.

Nous voyons dans cette référence grammaticale l'ébauche d'une réponse à la question que j'ai précédemment soulevée sur le côté partiel de la pulsion et sur la référence paradoxale au « nouveau sujet ». S'il s'agit là de l'épreuve par le « sujet en devenir » de ce qui fait la structure grammaticale de l'Autre, comme instance de langage et de parole, cette découverte se rapporte de manière partielle, *via* chaque pulsion, à ce qui fait la consistance symbolique de l'Autre.

La pulsion anale et l'inversion des demandes

C'en est ainsi dans le passage d'une pulsion à une autre. Pour en rendre compte, J. Lacan fait référence au renversement de la demande de l'Autre, pour se dégager de la notion de processus de développement[47]. Le sujet passe de l'oralité, où il ébauche sa demande dans des balbutiements, et dans les voies du verbe à partir de son propre manque, à la pulsion anale, au champ de l'apprentissage. Initialement, le sujet s'efforce, dans les balbutiements de la pulsion orale, de constituer sa demande, « sa demande de », à partir des phonèmes et des signifiants à sa disposition dans le bain de parole où il est plongé. Puis, quand il est suffisamment inscrit dans sa propre demande, il peut se confronter à la « demande de l'Autre » et à l'exigence de la demande venant de l'Autre pour l'apprentissage de la propreté. C'est là une inversion des demandes et la confrontation du sujet à un autre versant de ce qui structure la demande chez l'Autre. L'Autre attend de l'enfant le consentement à ce que sa jouissance prime la satisfaction que ce dernier

47. J. Lacan, *L'angoisse*, séminaire des années 1962-1963, Paris, Éditions de l'ALI, séances des 12 et 19 juin 1963 ; *Les quatre concepts fondamentaux de la psychanalyse*, *op. cit.*, p. 164 ; *L'objet de la psychanalyse*, séminaire des années 1965-1966, Paris, Éditions de l'ALI.

recherche. Au terme de l'apprentissage, l'enfant s'identifie au trait de la puissance autoritaire de cet Autre à laquelle il s'est plié, pour le temps de cette exigence.

Puis, après avoir fait l'expérience de l'ensemble des signifiants à sa disposition dans le discours de l'Autre, et pour formuler son désir dans une adresse à l'Autre, dans une « demande à », il fait l'expérience du signifiant qui manque dans la langue, puisqu'il est refoulé et qu'il sert de référence à la structure de son désir. Ce manque de signifiant pour désigner l'objet de son désir le conduit à constituer un fantasme, comme une trame imaginaire qui vient obturer cette vacuité. C'est là une seconde inversion de la demande, ultérieure.

La demande est grammaticalement active dans la constitution de la « demande de » dans l'oralité, passive pour le sujet dans la « demande venant de l'Autre » pour l'exigence de l'apprentissage sphinctérien, puis réfléchie dans la constitution du désir, dans la « demande à ». J. Lacan formule plus explicitement ce dernier temps sous une forme d'interrogations à l'égard de l'Autre : « Je me demande ce que tu es », ou « Je te demande ce que je suis[48]. » Cette double interrogation, ou cette convergence d'interrogations, reste sans réponse de l'Autre, puisque l'Autre est une instance, puisque cette interrogation porte sur la décomplétude du discours de l'Autre. Elle contraint le sujet à constituer sa propre solution dans la mise en place de la trame imaginaire de son fantasme.

Nous pouvons repérer dans le fil de notre travail la coïncidence qui existe entre l'inversion de la pulsion anale et le retour sur la personne dans la mise en place du bouclage du circuit, et l'inversion des demandes telle que la révèle J. Lacan dans le passage d'une pulsion à une autre.

La pulsion est grammaticalement active, puis passive, enfin réfléchie.

---

48. J. Lacan, *D'un Autre à l'autre*, séminaire des années 1968-1969, Paris, Éditions de l'ALI.

Nous retrouvons ici un enjeu de la pulsion, qui est une voie de frayage. Dans la pulsion anale, la demande de l'Autre ne surgit à proprement parler que dans le second temps, quand l'Autre intervient, dans l'exigence de maîtrise sur la motricité sphinctérienne du sujet, pour l'apprentissage de la propreté, et nous trouvons là l'intervention de l'Autre réel.

Le premier temps de la pulsion est à rapporter à un temps d'affirmation du sujet au lieu de l'Autre : « je chie », un temps d'affirmation de la valeur de l'objet anal. Si nous suivons ce que J. Lacan nous fait remarquer, cette affirmation, comme toute affirmation, est structurellement une demande puisqu'elle est la prise en compte du manque qui génère la parole. Nous pouvons donc considérer que le premier temps de la pulsion correspond au temps de la « demande de ». La forme active « je chie » correspond à l'inscription de ce qui anime le sujet dans les signifiants de l'Autre, au lieu de l'Autre, dans une forme d'affirmation ou de constitution de la demande du sujet.

Le second temps grammatical de la pulsion « je suis chié » correspond, par ce temps passif, à l'exigence de la demande que l'Autre exerce sur le sujet pour l'apprentissage de la maîtrise sphinctérienne et l'acquisition de la propreté.

C'est-à-dire que le premier temps grammaticalement « actif » de la pulsion anale correspond pour le sujet à l'expérience de la structuration de la demande, le temps de la « demande de », alors que le second temps grammaticalement « passif » de la pulsion correspond à l'expérience de la demande de l'Autre, de l'exercice sur le sujet de l'autorité de l'Autre à l'égard de l'objet. « Je suis chié », c'est-à-dire animé par l'Autre.

Nous voyons donc que l'aller-retour des deux premiers temps de la pulsion anale viendrait coïncider avec une inversion de la demande. L'inversion de la demande et l'introduction de l'autorité de l'Autre correspondent à un changement de consistance du rapport du sujet à l'Autre. Après les balbutiements initiaux qui permettent au sujet de faire l'expérience au lieu de l'Autre de ce qui fait la consistance de la parole et l'élaboration de celle-ci, il se confronte à l'impératif de l'apprentissage. L'issue de celui-ci coïncide pour le sujet avec l'identification, non plus au trait de division de la parole de l'Autre, mais au trait de puissance attribuée à l'autorité de l'Autre, puissance à laquelle s'est plié le sujet pour consentir à l'apprentissage. Si le sujet consent à l'impératif de la « demande de l'Autre », c'est qu'il consent à ce que la jouissance de l'Autre à obtenir de lui l'objet de l'exonération se substitue à la satisfaction qu'il aurait pu espérer en obtenir. Le troisième temps grammatical « je me fais chier » témoigne du bouclage de la pulsion autour du vide de l'objet.

C'est sur les difficultés pour cette pulsion de l'évidement de l'objet chez l'Autre que J. Lacan apporte des remarques précieuses. Car l'enfant, qui est initialement assuré de la valeur de l'objet attendu de lui, doit opérer à son égard un « désaveu » pour consentir à l'abandonner à l'Autre et à le traiter désormais comme un déchet. C'est-à-dire que l'enfant est amené dans le second temps de la pulsion à désavouer[49] le jugement d'attribution posé par l'Autre à l'égard de l'objet, et auquel il adhère. C'est à ce prix qu'il peut accepter d'abandonner l'objet à l'Autre. Dans le même temps, il constate la valeur de l'objet assurée par la demande de l'Autre et il désavoue cette valeur. Il est contraint à un démenti. L'objet est en même temps sacré pour l'Autre et déchet pour lui. Ce démenti, ce désaveu « physiologique » est surprenant. Il est nécessaire au sujet pour consentir à la demande de l'Autre. « C'est à la fois lui et ça ne doit pas être lui[50]. » C'est là l'ambivalence de l'obsessionnel : « C'est de moi… mais, néanmoins, ça n'est pas de moi[51]. » Le vide de l'objet chez l'Autre est obtenu par un désaveu, un démenti, un déni physiologique où l'objet est à la fois sacré et déchet, qui est une forme de l'ambivalence. Il est traité comme déchet par le sujet dans la valeur que l'Autre en attend. Cette opération exige du sujet un clivage physiologique qui le main-

49. J. Lacan, *L'angoisse*, *op. cit.*, leçon du 19 juin 1963.
50. *Ibid.*
51. *Ibid.*

tient divisé, en quelque sorte, dans le consentement à la demande impérative de l'Autre, au terme du bouclage de la pulsion. C'est une modalité qu'a le sujet de maintenir sa division. « Nous avons là un certain rapport de constitution du sujet comme divisé, comme ambivalent, en rapport avec la demande de l'Autre[52]. » Ceci, du fait du désaveu qui touche l'objet : « Cet objet vient, par sa duplicité même, à pouvoir symboliser merveilleusement, au moins par un de ses temps, ce dont il s'agira à l'avènement du stade phallique, à savoir de quelque chose qu'il s'agit justement de symboliser, à savoir du phallus[53]. »

Nous constatons donc que si la pulsion anale, comme toute pulsion, se boucle autour du vide de l'objet dans l'Autre, c'est au prix d'une opération particulière. Cet évidement a lieu au prix d'un désaveu par le sujet. Le désaveu entame une identification du sujet à l'Autre qui serait sous la seule consistance de l'autorité impérative de l'Autre et de sa demande. Cette particularité et cette congruence des temps de la pulsion et de l'inversion des demandes au niveau de l'analité illustrent bien comment le circuit grammatical de la pulsion, qui se déploie sur le fond de la structure de la parole et du langage, sert de voie de frayage aux différentes dimensions réelle, imaginaire et symbolique de l'Autre, et de l'objet de l'Autre du même coup. Elle sert ici de voie de frayage à la division de la subjectivité, au trait de division qui sert d'assise à la parole du sujet.

La pulsion comme voie de frayage

Nous pouvons rapprocher tout cela de ce que nous avons déjà repéré dans les autres pulsions, notamment en prêtant attention au temps préalable au circuit de la pulsion. Dans la pulsion scopique, S. Freud nous propose un temps d'auto-érotisme, où l'enfant regarde son membre sexuel. Il fait une

52. *Ibid.*
53. *Ibid.*

supposition analogue, quand il mentionne l'enjeu sexuel originaire de la douleur pour expliquer le masochisme secondaire. Nous pourrions faire l'hypothèse qu'il s'agit des interrogations du sujet à l'égard de l'Autre, *via* la pulsion scopique, ou *via* l'économie du sadisme et du masochisme, qui seraient des interrogations concernant le sexuel. Le membre est-il un organe ou est-il un instrument ? Le sexuel est-il corrélé à la douleur ? Nous pourrions trouver une confirmation de cette hypothèse du circuit pulsionnel comme une voie de frayage dans la remarque de J. Lacan : « La pulsion sans doute représente, mais ne fait que représenter, et partiellement, la courbe de l'accomplissement de la sexualité chez le vivant [54]. » C'est-à-dire qu'en tant que « montage », qu'en tant que circuit, la pulsion représente le type de satisfaction proposé à la sexualité, sachant que ce vide autour duquel se boucle le circuit « se conforme à la structure de béance qui est celle de l'inconscient [55] ».

La pulsion, par son circuit même et par la discontinuité grammaticale des trois temps du verbe, témoigne de la décomplétude du discours de l'Autre. Elle se prête donc à véhiculer les interrogations du sujet concernant ce qui lui est congruent : la question de l'inconscient, celle du désir sexuel, celle de l'identité subjective, et le trait de division qui sert d'assise à la parole. L'évidement du circuit et le jeu grammatical se prêtent à l'émergence du trait de la parole, à l'émergence du trait de la sexualité comme instrument qui rende compte de la perte inaugurale de l'objet.

Le « nouveau sujet » et le sujet de l'inconscient

La manière dont J. Lacan présente le sujet de la pulsion est pleine d'enseignement. Le « sujet en devenir » fait l'expérience, dans le bouclage de la pulsion, de ce qui devient une instance

54. J. Lacan, *Les quatre concepts fondamentaux de la psychanalyse*, *op. cit.*,
55. *Ibid.*

– une instance langagière – et lui fait découvrir cette instance comme évidée. Elle est évidée parce qu'elle est le lieu de la juxtaposition des trois temps actif, passif et réfléchi. La découverte du sujet en devenir est à la fois l'évidement de cette instance et l'identification possible à cette instance, comme « nouveau sujet », comme un sujet nouvellement advenu. C'est un temps d'identification transitive où le sujet se constitue au lieu de l'Autre, au lieu de la parole, comme une instance évidée. C'est de ce fait que J. Lacan parle alors de la constitution d'un « sujet acéphale », d'une « subjectivation acéphale », d'une « subjectivation sans sujet [56] ». C'est-à-dire que le sujet qui surgit nouvellement est « un appareil ». « Cet appareil est quelque chose de lacunaire, et c'est dans cette lacune que le sujet instaure la fonction d'un certain objet en tant qu'objet perdu [57]. »

Il est intéressant d'identifier le temps de constitution du sujet acéphale de la pulsion avec ses deux versants :

1. Un premier versant où la vacuité constituée par cet appareil entre en résonance avec la structure de l'inconscient. L'inconscient, comme je l'ai évoqué précédemment, « se situant dans les béances que la distribution des investissements signifiants instaure dans le sujet [58] ». Le sujet de la pulsion, acéphale, se prête à résonner, à véhiculer la structure de l'inconscient. Le sujet acéphale véhicule les éléments exclus dans le réel par le refoulement originaire, comme S. Freud met en évidence le sexuel transmis par la pulsion scopique, ou le masochisme à charge sexuelle transmis par le jeu du sadisme et du masochisme, voire le clivage du sujet dans la pulsion anale. Mais, du coup, ce sujet acéphale, n'est-ce pas le sujet de l'inconscient ? N'y a-t-il pas lieu d'identifier un temps de mise en jeu de la subjectivité de l'inconscient dans ces temps pulsionnels ?

56. *Ibid.*, p. 168.
57. *Ibid.*
58. *Ibid.*

2. Le second versant de cette vacuité du circuit pulsionnel correspond à la prise en compte par le sujet en devenir de la vacuité du lieu de l'Autre, comme lieu d'adresse, et comme lieu du langage. Ceci, à partir de la source pulsionnelle du corps et de ce qui permet de définir un orifice du corps à partir du bouclage du circuit pulsionnel. Le sujet à venir considère alors ce vide comme une perte, qui fait résonance avec l'objet perdu du fait de la parole. Il découpe un objet de son propre corps comme étranger à lui-même pour venir obturer et occuper ce vide de l'Autre. Il détache alors un objet de son propre corps et lui donne un statut particulier, celui d'occuper la place vide de l'Autre. Ce sont les objets *a*, le regard pour la pulsion scopique, le sein pour la pulsion orale, les fèces pour la pulsion anale, la voix pour la pulsion d'invocation, l'équilibre pour la pulsion motrice, comme nous le verrons plus loin. Ce détachement d'un morceau du corps, d'un objet, est la conséquence de la prise en compte d'une perte qui offre une place au désir du sujet. Le désir du sujet s'oriente alors suivant le fil que permet le détachement d'un objet *a*, à la place de la vacuité ménagée par la pulsion.

Il est logique de souligner que l'évidement de la pulsion, la constitution du sujet de l'inconscient se présente comme un préalable et comme une condition à la structuration du sujet désirant. Le sujet désirant se soutient du fantasme, c'est-à-dire du rapport à l'objet *a*, l'imaginaire de l'objet découpé par la pulsion et placé dans la vacuité ménagée dans le circuit acéphale de la pulsion et le sujet de l'inconscient. J. Lacan situe cette vacuité au niveau du losange, du poinçon de la formule du fantasme, entre le circuit acéphale et la béance de l'inconscient. Ceci nous incite à lire la formule du fantasme à partir de l'inscription de la perte de l'objet lié au fait de la parole : a <> $.

Le circuit pulsionnel et l'inconscient

Dans le fil de ce travail, nous pourrions donc faire l'hypothèse que l'intrication pulsionnelle – et son envers, la désintrication pulsionnelle – se rapporterait à l'articulation – ou à

la désarticulation – des deux dimensions que sont :
– le circuit pulsionnel et l'épreuve de la structure grammaticale de l'Autre, qui permet de véhiculer comme voie de frayage,
– ce qui dans l'inconscient concerne la consistance de l'objet et le trait de la division de la parole qui anime la sexualité du sujet parlant.

Parallèlement à cela, nous pouvons mentionner une autre articulation des pulsions, qui est celle de la participation de la pulsion libidinale à la pulsion de mort sur laquelle S. Freud s'interroge[59]. Elle trouve une représentation dans les propositions de J. Lacan[60]. La pulsion est l'habillage signifiant, puis grammatical, auquel consent le sujet dans son rapport à l'Autre, au point que J. Lacan note la pulsion par l'écriture par laquelle il désigne la demande : $<>D. Le sujet en devenir se constitue au lieu langagier de l'Autre, par sa parole et dans son consentement aux signifiants de l'Autre. Mais, surgissant comme sujet au lieu des signifiants, il se fige en signifiant, il meurt comme être, et c'est là l'incidence de la pulsion de mort. Le sujet en devenir, sujet de l'inconscient, puis sujet du désir, naît comme divisé, marqué de cette perte irrémédiable, de la perte de son être. « Le sujet, c'est ce surgissement qui, juste avant, comme sujet, n'était rien, mais qui, à peine apparu, se fige en signifiant[61]. » La représentation du sujet comme signifiant le fait mourir comme être.

Pour poursuivre notre travail, nous allons approfondir les articulations entre les deux axes distincts que sont l'axe pulsionnel et son « évidement grammatical », et ce que ce circuit peut transmettre comme questions concernant l'objet perdu, le sexuel qui rend compte de cette perte et le trait de la division de la parole. Ceci à travers l'étude de la pulsion d'invocation et de la pulsion motrice et de leurs spécificités.

59. S. Freud, « Pulsions et destins des pulsions », *op. cit.*
60. J. Lacan, *Les quatre concepts fondamentaux de la psychanalyse*, *op. cit.*
61. *Ibid.*

La pulsion d'invocation

Le bouclage pulsionnel

Passer de la pulsion anale à la pulsion d'invocation nous fait suivre le fil du désir par contraste, puisque ce parcours nous incite à identifier la valeur « absolue » de l'objet du désir, en tant qu'il est insaisissable. J. Lacan souligne de fait que les objets des pulsions partielles que sont le sein et les fèces se situent dans le champ de la demande, la « demande de » pour le sein, la « demande de l'Autre » pour les fèces. Ils sont dans un champ où le partenaire « fait valoir ce qu'il en est de son désir dans son consentement ou son refus [62] ». Le regard et la voix sont, quant à eux, impliqués au niveau du désir, parce que non spécularisables. « Si le désir du sujet se fonde dans le désir de l'Autre, ce désir comme tel se manifeste au niveau de la voix. La voix n'est pas seulement l'objet causal, mais l'instrument où se manifeste le désir de l'Autre. Ce terme [...] constituant, si je puis dire, le point sommet par rapport aux deux sens de la demande, soit à l'Autre, soit venant de l'Autre [63]. »

J. Lacan relève quelques particularités de la pulsion d'invocation : « La pulsion invoquante a le privilège de ne pas pouvoir se fermer [64] », ce qu'il explicite : « Les oreilles sont dans le champ de l'inconscient le seul organe qui ne puisse se fermer. Alors que le "se faire voir" s'indique par une flèche qui vraiment revient vers le sujet, le "se faire entendre" va vers l'autre. La raison en est de structure... »

Nous pouvons nous interroger sur les raisons qui ont conduit J. Lacan à cette formulation, puisque la forme réflexive de l'invocation, de l'appel, serait rigoureusement « se faire appeler » et non « se faire entendre », sauf si nous supposons

62. J. Lacan, *L'objet de la psychanalyse*, *op. cit.*
63. *Ibid.*
64. J. Lacan, *Les quatre concepts fondamentaux de la psychanalyse*, *op. cit.*

que le temps premier serait « d'entendre[65] ». Ce serait alors « j'entends », « je suis entendu », « je me fais entendre ». Mais « j'entends » ne peut en aucun cas rendre compte de l'invocation de l'enfant. Ce qui n'exclut pas que celui-ci entende initialement, du fait de son immersion dans le bain de parole de l'Autre. Mais c'est là un temps préalable au jeu de la pulsion d'invocation en elle-même, au même titre que, comme le souligne S. Freud, l'organe sexuel propre l'est pour le regard, et la douleur à connotation sexuelle l'est pour l'articulation du sadisme et du masochisme.

Pour ce qui est de la pulsion d'invocation, les trois temps en sont donc plutôt « j'appelle », « je suis appelé », « je me fais appeler ».

Dans les autres pulsions, l'aller-retour de la pulsion se fait par un bouclage qui, à partir de la source, correspondant à un lieu du corps, revient sur le même lieu, désignant ainsi un orifice, l'orifice pouvant, dans les cas les plus favorables, coïncider avec un orifice anatomique[66]. La pulsion scopique prend sa source au bord de la fente palpébrale, et y fait retour. La pulsion orale s'origine de la fente labiale et y fait retour. De même pour la pulsion anale et la marge anale. Nous avons vu que c'est le bouclage de la pulsion sur le même lieu du corps, le bouclage en circuit, qui explique que la poussée de la pulsion soit constante.

Or, au premier abord, la pulsion d'invocation prend sa source de la fente labiale, mais fait retour au pavillon de l'oreille, qui a le « privilège » de ne pas se fermer. Elle aurait la particularité qu'apparemment, son circuit ne se bouclerait pas.

65. Cette formule est surprenante ; peut-être est-elle liée à la crainte de J. Lacan que la forme passive « je suis appelé » ne soit pas considérée dans son versant métaphorique.
66. M. Czermak, *Passions de l'objet, études psychanalytiques des psychoses*, Paris, Éditions de l'ALI, 1986.

Spécificités de la pulsion d'invocation

Ceci soulève trois questions, l'une se portant sur l'orifice concerné et défini par cette pulsion, l'autre interrogeant la consistance du vide dont la pulsion fait le tour, la dernière étant de savoir si le circuit de cette pulsion est fermé et si sa poussée est constante.

Les trois temps du bouclage grammatical de la pulsion : j'appelle, je suis appelé, je me fais appeler, font référence chez le sujet à un lieu du corps qui est la source, la fente labiale, alors que celui sur lequel elle fait retour est un autre lieu, le pavillon de l'oreille. Le cri, puis l'appel du sujet, déjà dans le bain de parole du discours de l'Autre, sont émis par la bouche pour l'ouïe de l'Autre. Ce qui fait retour est le « je suis appelé », qui surgit de la bouche de l'Autre pour l'ouïe du sujet. C'est du « j'ouïs » de son oreille que le sujet reçoit l'appel de l'Autre. Le troisième temps de la pulsion d'invocation, si nous suivons la logique grammaticale, est donc « je me fais appeler », je m'offre comme objet à la nomination de l'Autre.

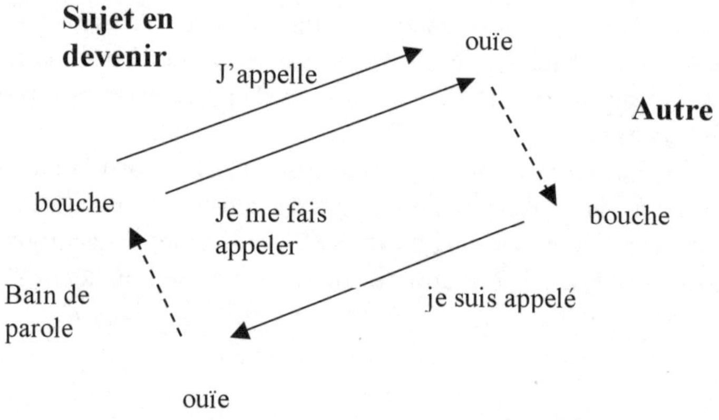

Nous voyons tout de suite deux points que nous avons intérêt à expliciter.

Le premier consiste à nous assurer de la différence entre le « je suis appelé », comme forme passive simple, et le « je suis entendu », qui correspond plus directement pour l'enfant à l'interprétation par la mère, ou par l'adulte proche, de la combinaison des phonèmes par lesquels il module son appel. « Être entendu » correspond donc à un temps ultérieur au temps même de l'invocation. Pour qu'il soit entendu, il s'agit que le sujet en devenir ait, au préalable, bouclé le circuit où il a pu consentir à être appelé, puis à se faire appeler, pour supposer une demande où il serait entendu. Et par ailleurs, supposer que le sujet en devenir « entende » initialement, le supposerait d'emblée comme un sujet constitué, ce qui est l'aboutissement du circuit pulsionnel, et non son préalable. Le préalable consiste dans la parole et le langage de l'Autre, qui président incontestablement au sujet, dans lesquels il baigne, et qui imprègnent sa sensorialité naissante.

Nous avons par ailleurs à soigneusement distinguer les effets de l'appel dans la pulsion d'invocation et dans la pulsion orale. Les deux prennent leur source de la fente labiale.

Le cri puis l'appel cherchent une réponse dans le champ de l'oralité. Ils cherchent une réponse vitale pour l'enfant dans le champ de l'alimentation. Mais l'écart de la réponse de la mère aux cris de l'enfant, l'écart entre la fonction substitutive de nourrissage de la mère et les exigences du fonctionnement de l'enfant, ménage la place d'un manque où les paroles de la mère se proposent comme un substitut. Ce sont le recours à la métaphore et la substitution de jeux de présence et d'absence de signifiants à la présence ou à l'absence réelle de la mère qui introduisent l'enfant au circuit pulsionnel : « je mange », puis « je suis mangé », et « je me fais manger ». Les signifiants de la mère, et les jeux d'absence et de présence qu'ils permettent entre eux, s'offrent comme des substituts à l'insatisfaction de l'enfant et rendent possible le maniement de l'inversion grammaticale de la pulsion. La pulsion orale est le « représentant psychique d'une source continue d'excitation provenant de l'intérieur de l'organisme[67] ».

67. S. Freud, *Trois essais sur la théorie de la sexualité*, *op. cit.*

À défaut de ce déploiement signifiant, l'enfant peut rabattre sur l'aliment une attente symbolique quand elle manque du support de la métaphore. Nous reviendrons plus loin sur de tels aléas, à propos de l'anorexie.

Nous voyons de ce fait que la structuration du cri de l'enfant en appel, qui est appel de l'assurance symbolique de l'Autre, se structure d'abord par la métaphore, *via* la pulsion d'invocation, pour pouvoir se mettre en jeu dans le circuit pulsionnel de l'oralité. Nous pouvons ainsi identifier un premier cas d'intrication pulsionnelle.

L'élucidation de ces deux points nous permet donc de proposer que la structure de l'appel par le bouclage de la pulsion d'invocation précède le temps où l'enfant peut être entendu, comme il précède le temps du circuit de l'oralité qui exige la mise en jeu de la métaphore.

Nous pourrions aussi proposer que la source de la pulsion d'invocation ne serait pas à réduire à un orifice naturel, mais impliquerait les particularités d'un orifice « bouche-oreille » pour permettre le bouclage de la pulsion sur ce même orifice. Cette hypothèse se heurte à l'objection d'associer un organe qui peut se fermer à un autre qui ne le peut pas. Cette particularité peut illustrer, peut-être, un temps préalable au bouclage du circuit pulsionnel, comme dans les autres pulsions, S. Freud en fait l'hypothèse. Avant même l'initiative de l'invocation, le sujet serait sensible au bain de parole dans lequel il est plongé. La référence à un orifice qui ne peut pas se fermer manifesterait que le sujet ne peut jamais rester radicalement clos, ni imperméable au langage et à la parole de l'Autre, qui lui préexistent.

L'autre question suscitée par la pulsion d'invocation est celle posée par le vide autour duquel tourne la pulsion chez l'Autre. Ce qui apparaît dans le détail de ce circuit, c'est que le passage d'une forme grammaticale à l'autre, de la forme active « j'appelle » à la forme passive « je suis appelé », nécessite la traversée de l'Autre que nous pouvons figurer par la traversée de l'oreille de l'Autre à sa bouche. Si nous en rapprochons ce que nous révèlent les autres pulsions, que la quête du sujet en devenir est la structure grammaticale de l'Autre, nous constatons que la traversée de l'Autre mobilise successivement chez l'Autre la structure du langage, puis la structure de la parole.

Ce qui est en jeu dans cette traversée est successivement ce qui structure le langage de l'Autre, dans l'écoute qu'il peut manifester de l'appel du sujet, puis ce qui structure la parole de l'Autre pour être à l'initiative du « je suis appelé » du sujet, en un second temps. Ce qui ordonne la structure du langage de l'Autre, et sa chaîne signifiante, est le signifiant exclu de cette chaîne S(Ⱥ), alors que ce qui organise la phonétisation est le trait phallique, comme le souligne J. Lacan : « La *phonction* – qu'il écrit Ph-onction – de phonétisation… est la substitution de ce ϕ au signifiant… S(Ⱥ) [68]. »

Nous pouvons donc identifier deux fonctions distinctes du même circuit. Dans le temps où la pulsion se boucle en circuit autour du vide qui va découper dans le corps du sujet l'objet voix, « au point sommet par rapport aux deux sens de la demande, soit à l'Autre, soit venant de l'Autre [69] », l'évidement du circuit va permettre de servir de véhicule à ce qui est préalable au premier temps de la pulsion. Pour la pulsion d'invocation, le préalable correspond au bain de parole dans lequel se trouve immergé le sujet, en un temps où il est sensible à la structure langagière de l'Autre, aux contradictions, aux oppositions, et à ce qui ordonne cette structure, qui est le signifiant exclu de ce lieu Autre, que J. Lacan note S(Ⱥ). La pulsion d'invocation trouve dans l'Autre la structure langagière qu'elle y cherche, dans la disponibilité du lieu Autre au cri ou à l'appel, c'est-à-dire qu'elle trouve dans l'ouïe de l'Autre, dans l'écoute de l'Autre, S(Ⱥ). Il n'y a rien de trop étonnant à cela puisque le sujet en devenir cherche dans l'Autre, *via* le cri et l'appel, ce qu'il éprouve manquer à ce lieu.

---

68. J. Lacan, *Le sinthome*, séminaire des années 1975-1976, notamment la leçon du 16 mars 1976, inédit.
69. J. Lacan, *L'objet de la psychanalyse*, *op. cit.*

Ce qui fait retour dans le second temps de la pulsion, et le « je suis appelé », c'est la phonétisation venant de l'Autre, qui est ordonnée par ϕ.

La pulsion d'invocation met donc le sujet en devenir tout d'abord en résonance entre la décomplétude de la chaîne signifiante du bain de parole dans lequel il baigne, S(Ⱥ), et du côté de l'Autre, le S(Ⱥ) du côté de l'ouïe, dans le premier temps du circuit ; puis en rapport avec le trait, du côté de la fente labiale dans le second temps. La pulsion d'invocation met le sujet en devenir en rapport avec l'articulation entre le S(Ⱥ) et le ϕ de l'Autre. Ce qui peut se représenter ainsi :

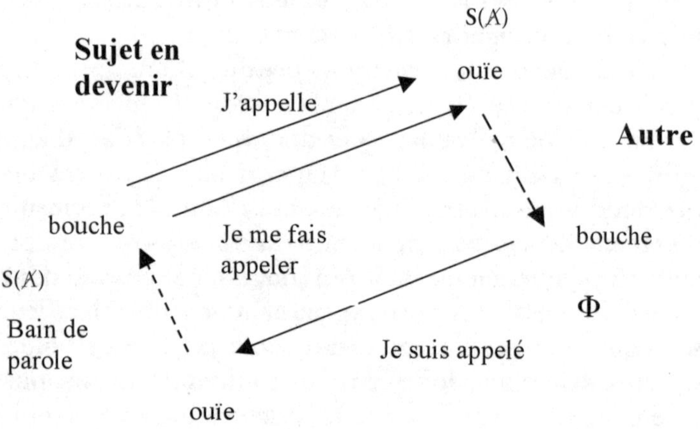

La pulsion d'invocation et la métaphore

Nous pouvons alors confronter le parcours de cette traversée à l'enjeu de la métaphore qui se révèle sous-jacent. Nous pourrions nous étonner au préalable de ne faire attention à ce rapprochement qu'à propos de cette pulsion. Mais nous avons vu à propos de la pulsion orale comment son circuit suppose la référence à la métaphore, de même que la pulsion anale exige que le sujet soit déjà familier avec la structure de la demande pour être sensible à la demande venant de l'Autre. Quant à la pulsion scopique, le bouclage en circuit sur le même orifice ne se prête pas à un tel détour.

La métaphore est l'opération par laquelle un sujet s'inscrit et se trouve désormais dans le champ du langage et de la parole. Elle est une opération par laquelle un signifiant vient à la place, non pas d'un autre signifiant, mais d'une absence, l'absence de la mère. La métaphore vient rappeler cette pure absence.

L'opération de la métaphore se fait en trois temps. Le premier consiste dans le consentement de l'enfant à substituer à l'absence réelle de la mère l'absence symbolique d'un signifiant qui ressort de la combinaison d'un couple ordonné de signifiants, comme S. Freud le met en évidence dans l'illustration du fort/da[70]. J. Lacan commente ainsi l'introduction de cette opération : « La métaphore substitue ce Nom [le Nom-du-Père] à la place primitivement symbolisée de l'absence de la mère[71]. » Le consentement de l'enfant, comme sujet en devenir, à cette substitution correspond au premier temps de la métaphore. C'est le consentement de l'enfant à ce que la mère lui soit interdite. C'est son consentement à renoncer à être l'objet de jouissance de la mère. Ce renoncement trouve son inscription dans le bain de parole où est l'enfant, dans le discours de la mère, là où se dévoile un manque, la place d'un manque. C'est en ce point que peut opérer la nomination symbolique d'un père, par une concaténation littérale d'un Nom-du-Père, qui désigne la mère comme objet interdit[72]. C'est l'entrée du sujet dans le monde des représentations, dans le monde du leurre, qu'introduit le premier temps de la métaphore :

$$\frac{\text{Nom-du-Père}}{\text{Désir de la Mère}}$$

70. S. Freud, « Au-delà du principe de plaisir », *op. cit.,* p. 7-81.
71. J. Lacan, « D'un préalable à tout traitement possible de la psychose », dans *Écrits,* Paris, Le Seuil, 1966, p. 531-558.
72. C. Melman, *Les paranoïas,* séminaire des années 1999-2001, Paris, Éditions de l'ALI.

Si nous tenons compte des développements proposés par J. Lacan concernant la chaîne signifiante de l'Autre qui est le bain de parole où survient le sujet, le point où s'inscrit le manque constitutif de la mère dans son discours est le signifiant exclu de son discours $S(\not{A})$. Ce manque est le lieu de la chaîne signifiante où peut s'exercer la nomination symbolique d'un père, par l'opérateur littéral du Nom-du-Père. Je n'aborde pas ici les questions concernant les conditions de validité d'une telle nomination symbolique dans le monde actuel car elles nous éloigneraient de l'axe de notre travail.

Premier temps donc, la métaphore consiste en ce que le discours de l'Autre vient à la place d'une pure absence, que nous pouvons écrire :

$$\frac{\text{Nom-du-Père}}{S(\not{A})}$$

Le second temps de la métaphore est celui où « l'enfant peut passer un temps à se demander non seulement ce qu'elle veut, ce qui se signifie dans ce qu'elle raconte. Quel sens a ce qu'elle raconte[73] ? » Ce qui est signifié au sujet par l'interdiction de cette mère est cette interrogation que J. Lacan note par le deuxième terme de la métaphore :

$$\frac{\text{Désir de la Mère}}{\text{Signifié au sujet}}$$

Pour maintenir cette interrogation de l'enfant, il faut que la mère lui reste interdite. Si nous rapportons ceci au discours, il s'agit que le discours de l'Autre, le discours de la mère reste marqué par les traces de son manque, le signifiant exclu qui ordonne la raison de la chaîne, et qui est $S(\not{A})$. Nous pouvons donc écrire ce second temps :

$$\frac{S(\not{A})}{\text{Signifié au sujet}}$$

73. *Ibid.*

Ce n'est qu'au prix du maintien du manque dans le discours de l'Autre que l'interrogation de l'enfant peut déboucher sur une symbolisation de l'objet de jouissance de la mère qui est la représentation du trait phallique. Ce symbole, ce signifiant va être l'objet d'un refoulement, du fait du renoncement de l'enfant à être cet objet de jouissance. « Quel soulagement évidemment pour l'enfant de pouvoir donner à ce grand Autre avec cette barre qui marque la limite du rapport à lui où se situe le signifié, de lui donner, à ce signifié [du désir de la Mère[74]], cette représentation phallique[75]. » Ce que J. Lacan écrit dans le troisième terme, et du fait de l'élision des deux facteurs médians :

$$\frac{\text{Nom-du-Père}}{\text{Désir de la Mère}} * \frac{\text{Désir de la Mère}}{\text{Signifié au sujet}} \Rightarrow \text{Nom-du-Père}\ \frac{(A)}{\text{Phallus}}$$

Ce qui, si nous reprenons l'écriture des discours, revient à :

$$\frac{\text{Nom-du-Père}}{S(\not{A})} * \frac{S(\not{A})}{\text{Signifié au sujet}} \Rightarrow \text{Nom-du-Père}\ \frac{(A)}{\text{Phallus}}$$

Nous voyons donc comment le premier temps de la métaphore correspond au temps d'inscription du sujet dans le symbolique, ce que nous avons supposé comme préalable au temps de mise en jeu des pulsions, puisque la pulsion est « l'écho, dans le corps de l'enfant, de la structure langagière de l'Autre[76] ».

Le sujet en devenir, le sujet de la pulsion d'invocation, est à situer, comme nous l'avons vu, au second temps de la métaphore puisqu'il est déjà inscrit dans le symbolique, plongé dans un bain de parole. Le sujet a donc l'intuition du manque dans le discours de l'Autre, $S(\not{A})$. La pulsion d'invocation

---

74. C'est moi qui souligne.
75. C. Melman, *Les paranoïas*, *op. cit.*
76. J. Lacan, *Le sinthome*, *op. cit.*

prend pour origine le temps préalable – comme S. Freud a pu introduire des préalables pour le regard et l'association sadisme/masochisme – qui est le manque du discours de l'Autre :

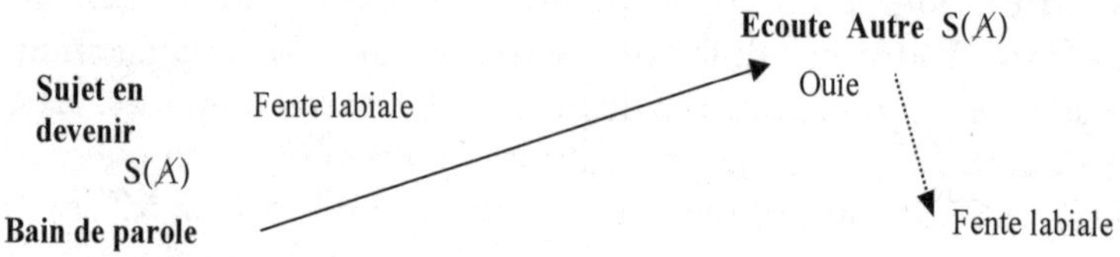

Elle fait résonance et écho dans l'Autre de ce même vide, puisque ce qui cause le cri et l'appel du sujet est ce qu'il cherche dans l'Autre. Mais ce qui fait retour dans le second temps de la pulsion, par ce « je suis appelé », est la phonétisation ϕ du manque dans l'Autre $S(\not A)$. Ce qui nous fait percevoir que le sujet en devenir rencontre dans l'Autre le parcours entre son écoute, son ouïe, « l'écho de sa structure langagière » $S(\not A)$, et la phonétisation ϕ de ce manque *via* la fente labiale de l'Autre. Nous voyons donc que le sujet en devenir rencontre l'articulation de la métaphore dans l'Autre, la mise en jeu incessante pour l'Autre de son assise symbolique entre les second et troisièmes temps de la métaphore, entre $S(\not A)$ et ϕ, que l'on peut artificiellement isoler ainsi :

$$\frac{\text{Nom-du -Père}}{S(\not A)} * \left[\frac{S(\not A)}{\text{Signifié au sujet}} \Rightarrow \frac{\text{Nom-du-Père } (A)}{\text{Phallus}} \right]$$

Nous voyons donc que le temps préalable à la pulsion d'invocation est la décomplétude du discours dans lequel baigne le sujet en devenir. Le circuit de la pulsion trouve en écho chez l'Autre, l'opération de la métaphore qui structure sa parole. La pulsion d'invocation se révèle ainsi spécifiquement articulée dans l'Autre à l'opération de la métaphore, mise en jeu dans la traversée du corps de l'Autre.

Le troisième temps de la pulsion fait passer le sujet du « je suis appelé » au lieu du pavillon de son oreille, au « je me fais appeler » par sa propre « phonction [77] » de phonétisation, et donc par le trait de sa division subjective. Le sujet rencontre alors l'exigence de l'opération de la métaphore pour son propre compte, qui le fait passer du $S(\not{A})$ de sa propre chaîne signifiante en son ouïe, au ϕ de la phonétisation de son appel, soit :

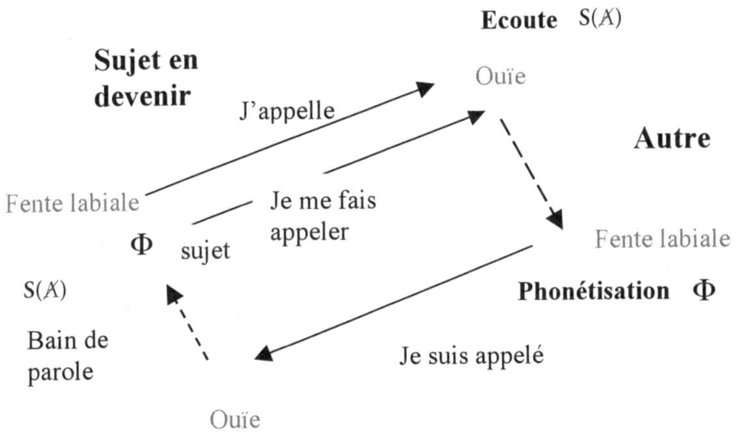

L'intrication pulsionnelle

Ce qui ressort de tout ceci est le tropisme, ou plus exactement le lien de la pulsion d'invocation à la mise en place de la métaphore du sujet. L'évidement du circuit pulsionnel permet au sujet en devenir d'articuler la décomplétude de la chaîne signifiante à la phonétisation possible de cette décomplétude dans l'opération de la métaphore.

Bien entendu, la résonance que la pulsion d'invocation offre au sujet dans son rapport à l'Autre a comme effet de le confronter au signifiant de la division subjective de l'Autre, c'est-à-dire de le confronter au signifiant à l'égard duquel le sujet en devenir peut se trouver représenté comme signifiant.

77. *Ibid.*

Nous voyons donc que l'enjeu de la pulsion d'invocation est de permettre au sujet de mettre en place la métaphore qui l'introduit à la représentation et au semblant, mis alors en jeu dans les autres pulsions, orale, anale, scopique. Les caractéristiques de l'objet regard, qui comme l'objet voix, n'est pas spécularisable, expliquent que le déplacement de la quête pulsionnelle du sujet puisse passer de la voix au regard, *via* les mises en scène.

Nous voyons aussi que le parcours de structuration de la parole, *via* la métaphore, à partir du bain de langage où est l'enfant, est congruent avec la non-fermeture d'un orifice qu'est le pavillon de l'oreille. Mais il peut sembler nécessaire de différencier dans la représentation de ce qui serait un orifice « bouche-oreille », deux temps, ou deux versants de ce parcours : un versant qui serait un accès permanent au bain de parole où se trouve le sujet, qui est le versant de la synchronie, du côté de $S(\not{A})$; et un autre versant lié à la phonétisation de la voix, lié à l'initiative du sujet, qui est le versant de la diachronie, du côté de ϕ.

La poussée de la pulsion d'invocation

Est-ce que, si nous supposons pour l'instant que la pulsion se boucle sur un tel orifice, ceci mettrait en cause la caractéristique habituelle de la pulsion, qui est que sa poussée est constante ?

La constance du circuit pulsionnel tient au bouclage du circuit. Nous ne devons pas oublier que l'aller-retour et la consistance même du circuit tiennent à la consistance du verbe dans la structure langagière de l'Autre, entre les formes active, passive et réfléchie. Le bouclage de la pulsion, tout d'abord entre les formes active et passive du verbe, nécessite la structure de la métaphore chez l'Autre dans la traversée de l'Autre, entre $S(\not{A})$ et ϕ. Les deux versants – circuit pulsionnel et objet voix, langage et trait de division de la parole – sont corrélés. C'est au prix de l'efficience de la métaphore chez l'Autre que le circuit peut revenir du sujet vers l'Autre. Nous pourrions dire que la pulsion d'invocation s'étaye sur la métaphore au lieu de l'Autre entre le premier et le second temps, puis du côté du sujet, au troisième temps de la pulsion et dans l'identification du sujet nouveau à l'Autre.

Si nous suivons ce fil où la pulsion d'invocation s'étaye sur la métaphore de l'Autre, et sur la métaphore du sujet, le bouclage de la pulsion se fait en deux ponts logiquement distincts et successifs, qui sont celui de la parole de l'Autre dans le premier tour du circuit, puis celui de la parole du sujet quand sa propre métaphore est prise en compte par l'Autre. Ce sont deux ponts qui font passer de la voix comme cri à la voix comme appel.

C'est un point important à identifier si nous nous rapportons aux conséquences pour le sujet en devenir du rapport aux signifiants de l'Autre, qui est le lieu de son inscription symbolique. Dans son appel, le sujet met en jeu la combinaison d'un couple ordonné de phonèmes. La confrontation à la structure du langage et de la parole de l'Autre ne se manifeste que quand, en retour de l'appel initial du sujet, l'Autre l'appelle par sa voix, mais aussi par sa parole ; ceci permet au sujet la reconnaissance de la combinaison de phonèmes qui lui est singulière, qu'il peut reprendre à son compte et s'approprier dans l'après-coup. Il prend acte, après coup, du trait de sa division subjective, et s'amorce ainsi la suite de sa propre chaîne signifiante dont choit logiquement la lettre qui ne peut apparaître dans la succession de la chaîne. Nous retrouvons ici les conséquences logiques inhérentes à une suite, comme l'a développé J. Lacan, dans son travail sur la lettre volée[78]. La lettre qui choit de la chaîne signifiante du sujet s'inscrit au lieu de la parole, sur la fente labiale du sujet, faisant ainsi « littoral[79] » dans le rapport au discours de l'Autre, et fermant l'orifice « bouche-oreille » par la parole.

78. J. Lacan, « Le séminaire sur la lettre volée », dans *Écrits*, Paris, Le Seuil, 1966, p. 11-64.
79. J. Lacan, *D'un discours qui ne serait pas du semblant*, séminaire des années 1970-1971, inédit.

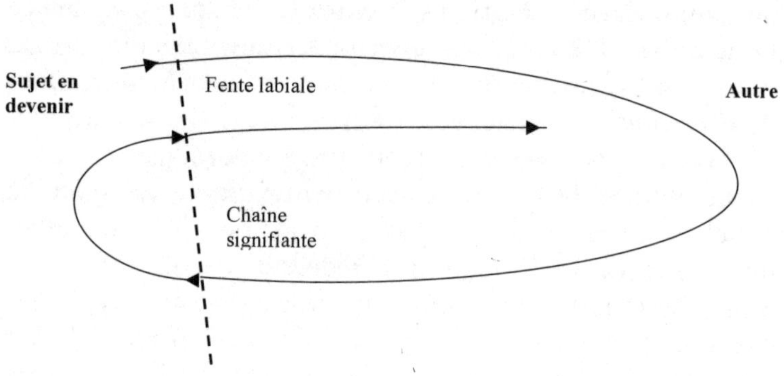

La pulsion d'invocation s'étaye donc sur la métaphore de l'Autre, pour permettre la découpe de la voix qui soit le véhicule de l'outil qu'est la métaphore, et qui structure la subjectivité. Ceci marque la fente labiale du sujet de la lettre qui a chu de la suite de sa chaîne signifiante, comme littoral de son rapport à l'Autre. C'est donc la propre chaîne signifiante du sujet qui se déploie, *via* sa voix et sa parole.

La source de la pulsion d'invocation

Dans le même temps, le sujet reste ouvert par le pavillon de son oreille qui ne peut se boucher, sur la structure langagière de l'Autre et sur la parole de l'Autre, c'est-à-dire sur les lettres qui sont celles qui cernent l'objet de l'Autre. Par son ouïe, le sujet est en résonance avec la chaîne signifiante de l'Autre, dans l'appel dont il est l'adresse, dans le « je suis appelé ». Ceci le conduit à prendre en compte un écart entre la structure langagière de l'Autre insistant dans son ouïe, par la parole de l'Autre, et son propre appel.

Cet écart recouvre deux opérations intriquées. Il correspond au bouclage de la pulsion qui cerne le vide de l'Autre et permet de découper l'objet voix. Il offre au sujet qui advient alors une identification transitive à l'Autre. Le sujet accède à la parole, *via* la pulsion d'invocation, et la voix. Mais le bouclage du circuit est aussi le fruit de l'opération de la métaphore chez l'Autre, entre le premier et le second temps de la pulsion, et l'écho de cette opération par la division de la parole du sujet, entre le second et le troisième temps de cette même pulsion. L'énonciation qui le divise, du fait de sa propre métaphore, fait écho à la division de l'Autre qui est structuré par la métaphore. Le sujet est ainsi représenté par le signifiant qui le divise dans sa parole à l'égard du signifiant de l'Autre qui parle. À ce titre, il est « entendu » par l'Autre. Mais, du fait de l'écart entre l'initiative de son appel, qui lui permet de structurer sa propre chaîne signifiante, et la résonance de la chaîne de l'Autre dans son ouïe, il « n'est pas entendu » de cet Autre. C'est cet écart entre le « je suis appelé » et le « je ne suis pas entendu », qui l'incite à renouveler son appel, mais désormais dans un « je me fais appeler ». Nous pouvons faire l'hypothèse que dans cet écart siège la dénégation du sujet à l'égard du discours de l'Autre. On pourrait représenter les choses ainsi :

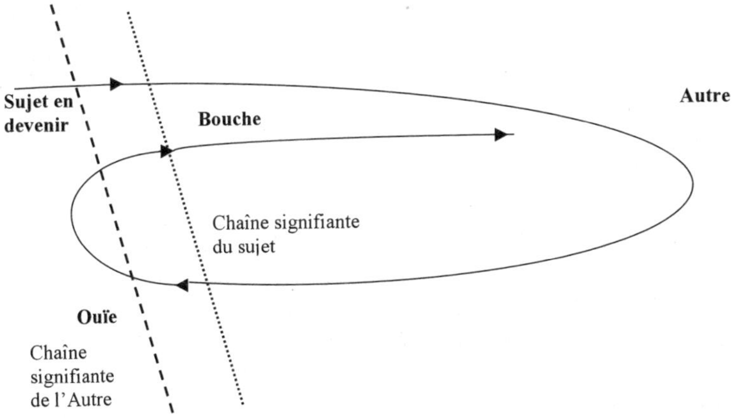

C'est un point intéressant à plusieurs titres. Nous pouvons y voir la représentation des deux temps inauguraux de la constitution du sujet, entre l'affirmation du jugement d'attribution qu'est la *bejahung*, et la dénégation du jugement d'existence[80]. Pour ce qui nous concerne dans ce travail, nous avons l'illustration que l'orifice de la pulsion se situe au niveau de la bouche du sujet, comme un littoral de bouclage de la pulsion, comme un lieu où va s'inscrire la lettre chue de la chaîne signifiante dans le rapport du sujet à l'Autre. C'est en ce point que s'articule pour le sujet sa voix, découpée par le bouclage de la pulsion, et le trait d'énonciation de sa parole. Nous voyons de ce fait qu'en l'oreille résonne pour le sujet le discours de l'Autre et S(A̸). Elle n'est pas un lieu d'inscription d'une lettre chue de la chaîne du sujet de l'invocation et ne justifie pas d'être partie prenante de l'orifice de cette pulsion, car elle reste ouverte au discours de l'Autre. Nous voyons donc que la source de la pulsion d'invocation, sur laquelle elle se boucle, est la fente labiale. La poussée de la pulsion est donc constante puisque le circuit est fermé.

Le bouclage du circuit implique l'opération de la métaphore chez l'Autre. C'est pour cela que le défaut d'efficience de la métaphore chez l'Autre prive le sujet de la phonétisation du discours de l'Autre et le laisse en proie, au niveau de l'oreille, à des voix non phallicisées, comme résonance du discours de l'Autre. Elles ont l'insistance de purs signifiants, ou de voix impératives qui peuvent pousser à l'acte.

Conséquences cliniques

Les conséquences de l'intrication entre l'opération de la métaphore et la pulsion d'invocation permettent de différencier deux champs cliniques distincts.

Si le sujet est piégé par l'imaginaire névrotique de son rapport à l'Autre, il est privé du jeu symbolique de sa propre métaphore. Son énonciation est en défaut, il ne peut passer au troisième temps de la pulsion. Il reste au second temps de la pulsion, au « je suis appelé », dépendant de l'appel, voire du

80. J. Lacan, « D'une question préliminaire à tout traitement possible de la psychose », dans *Écrits,* Paris, Le Seuil, 1966.

désir de l'Autre. La voix n'est plus tempérée par le trait de l'énonciation du sujet, elle devient appel de l'Autre, comme les voix dont peut se plaindre l'hystérique ou les impératifs de l'obsessionnel, qui leur sont à la fois étrangers et étonnamment familiers. Dans ce cas, la pulsion reste au second temps de son circuit, et la voix de l'Autre est chargée d'une érotisation imaginaire de séduction pour l'hystérique, de devoirs incessants pour l'obsessionnel.

Si le sujet se confronte à un désamorçage de la métaphore dans le discours de l'Autre, la pulsion ne peut se boucler dans l'Autre, et le sujet se trouve alors privé de la voix, privé de parole, et clivé, cherchant, comme je l'ai déjà souligné, un bouclage du circuit dans un autre champ pulsionnel. Ce sont des conditions où la voix n'est plus soutenue par la structure signifiante de la parole. Le sujet se trouve alors clivé entre :

– un assujettissement au discours de l'Autre, aux signifiants de l'Autre qui commandent, comme de pures lettres, sans la tempérance de la phonétisation phallique et de la voix de l'Autre ;

– une quête de la métaphore dans l'Autre, que le sujet va tenter *via* un autre parcours pulsionnel ; ce peut être par la pulsion scopique, comme nous l'avons déjà vu dans la structure des mises en scène de l'*acting-out*, ou des symptômes-out – où le sujet met en scène, pour un regard qu'il suppose décomplété et qui « lirait », ce que le sujet montre de lui-même ; ce peut être par la pulsion orale, dans les troubles alimentaires où le sujet va tenter d'introduire la décomplétude en se nourrissant du rien dans l'anorexie, ou en réintroduisant le vide dans le corps par les vomissements de la boulimie ; ce peut être par la pulsion motrice, en raison de la proximité de structuration de la pulsion motrice et de la pulsion d'invocation, qui toutes deux mobilisent dans leur parcours le trait de l'identité du sujet. Nous en développerons les aléas, à propos de l'hyperactivité de l'enfant, plus loin dans ce travail.

Dans ces cas, le clivage qui s'associe au recours à un autre champ pulsionnel manifeste l'altérité de la division subjective sur laquelle le sujet ne peut compter pour sa parole. Bien entendu, le clivage entre la voix et la recherche d'un recours à la métaphore chez l'Autre ne peut aboutir, puisque le parcours des autres pulsions ne profite pas de l'intrication de la voix à la parole. Ce n'est que dans le transfert – ou plutôt dans l'appel au transfert [81] – et dans le recours à la fiabilité du discours de celui qui est en position de transfert que peut se jouer une ré-intrication de la voix à la parole. J'ai souligné ailleurs [82] comment, dans le champ scopique, il s'agit de lire et d'entendre ce qui est offert au regard. Pour la pulsion orale, il s'agit de réintroduire l'interdit de la métaphore, *via* la parole, pour que manger ne soit plus rabattu sur l'aliment. Il s'agit de manifestations symptomatiques que j'ai proposé d'identifier initialement comme des « symptômes-out », qui sont structurées comme les *acting-out* et qui relèvent du même type d'approche. Pour la pulsion motrice, il s'agit de réintroduire, dans le discours qui concerne le sujet, les coordonnées de sa place de sujet de la parole, pour le dégager d'être objet réel de l'Autre.

Tout ceci nous explique l'importance, dans les cas de névrose, de dégager le sujet de la charge imaginaire de l'Autre, pour lui permettre l'efficience de sa propre métaphore. Dans les cas que je rapporte encore pour l'instant une désintrication pulsionnelle, où le sujet est privé de la parole, il s'agit de permettre la relance de la métaphore dans le discours de l'Autre. La métaphore est désamorcée dans le discours de l'Autre. Soit c'est une jouissance d'un objet réel qui en court-circuite le pont. Soit c'est une fétichisation de mots dans le discours familial qui, comme un discours sans conséquence, sans contradiction, ne tient pas compte de la perte liée à la structuration de la parole. J'en ai souvent montré des exemples, dans leurs conséquences cliniques. Un mot désigne à la fois un concept et ce que ce concept est censé exclure, la séparation des parents qui est en fait une non-séparation, voire un mariage implicite par exemple [83]. Soit enfin, c'est un slogan du discours social qui

81. J. Lacan, *L'angoisse*, *op. cit.*
82. J.-M. Forget, *L'adolescent face à ses actes et aux autres*, *op. cit.*
83. *Ibid.*

exerce ce même type de désamorçage en s'imposant comme un postulat qui devient un signe impératif et qui ne peut être l'objet d'aucune dialectisation, comme « la parentalité », « la parité », « l'intérêt de l'enfant », « le droit de l'enfant », etc.

Nous reviendrons plus loin en détail sur ces conséquences cliniques, nous en restons ici à quelques aperçus.

La pulsion d'invocation et le silence

Pour conclure dans ce domaine, je voudrais souligner la proximité de ce travail des remarques de Jean Bergès[84] qui m'ont toujours beaucoup éclairé et encouragé dans ma pratique. Il relève comment l'adolescent n'interroge pas l'adulte de sa place, mais qu'il « cède sa place au hasard ». « C'est du vide de leur parole que les adolescents demandent et méritent réponse[85]. » Et dès lors, la voix de l'analyste ne vaut que comme signifiant. « Ce n'est pas que l'adolescent "fasse sien" le signifiant à lui adressé par l'analyste, c'est que l'analyste répond par un signifiant à ce vide qui, dès lors, devient langage[86]. » Ce qui pourrait se dire « dans la cure il faut parler à leur place » si Lacan ne nous avait pas montré depuis longtemps que « l'émetteur reçoit du récepteur son propre message sous la forme inversée ». De là, souligne Jean Bergès, « toute la pratique l'atteste que [...] c'est à une prise de parole, à une émergence de l'énonciation que l'on assiste. Dès lors, l'écoute stricte repère les signifiants même qui l'ont rendue possible[87] ».

Ces remarques illustrent bien en raccourci les deux temps logiques de constitution de la parole chez le sujet, comment le silence même est une attente d'articulation à ce qui peut faire « pont » métaphorique chez l'Autre, c'est-à-dire une attente du signifiant refoulé de sa division subjective, pour que l'invoca-

---

84. J. Bergès, « Adolescent, impasse », dans *La psychanalyse de l'enfant*, tome 2, n° 6, 1999, p. 47-50.
85. *Ibid.*
86. *Ibid.*
87. *Ibid.*

tion silencieuse puisse se faire voix, puis parole, et parole à décrypter.

À ce stade de la démarche que nous poursuivons ici, nous commençons à percevoir comment cerner à quoi se rapporte ce que nous désignons pour l'heure de désintrications pulsionnelles.

Nous allons poursuivre notre démarche par un détour complémentaire, pour nous permettre d'identifier la pulsion motrice, et son objet « l'équilibre » nous verrons qu'elle mobilise dans son bouclage en circuit, le trait signifiant qui vectorise la subjectivité, de manière analogue à ce que nous avons identifié dans la pulsion d'invocation.

LA PULSION MOTRICE, L'HYPERACTIVITÉ ET L'ÉQUILIBRE COMME OBJET *a*[88]

J'en suis venu à la pulsion motrice à partir des questions suscitées par ce qui est actuellement stigmatisé comme « l'hyperactivité » de l'enfant. Ce qui est désigné du terme « d'hyperactivité » ne saurait accéder au rang de symptôme. C'est en rapportant l'hyperactivité réelle de l'enfant à l'inactivité symbolique des adultes qui l'entourent que nous pouvons mettre en évidence la tension inhérente à ce qui constitue un symptôme. Un exemple clinique peut l'illustrer.

L'étiquette de l'hyperactivité

Un enfant hyperactif, traité depuis des années par de la Ritaline, m'est adressé par une consultante qui a récemment affirmé, au vu des tests qu'elle lui avait fait passer, qu'il n'était plus hyperactif et qu'il était guéri. Les parents et lui-même sont interloqués mais se trouvent mis au défi de tirer le meilleur

88. Une première version de ce travail est parue dans M. Bergès-Bounes et J.-M. Forget, *L'enfant insupportable*, Toulouse, érès, 2010, p. 57-70.

d'eux-mêmes. En dépit de cette annonce, leur fils reste instable en classe, agressif et provocant à l'égard des professeurs. Je les rencontre ensemble à quelques reprises et je vois leur fils seul, à un rythme un peu espacé qu'il m'impose initialement sans discussion. Avant leur départ en vacances, la mère déclare, de manière inattendue, que quelque chose s'est passé « ici », désignant ainsi le lieu des rendez-vous. Elle répète cette affirmation avec insistance, explicitant ce qui la justifie à ses yeux : en rentrant d'un rendez-vous précédent, elle a demandé à son fils de ranger ses vêtements qu'il laisse en général traîner partout. Il a tout de suite fait ce qu'elle lui demandait, à son grand étonnement. Nous pouvons supposer que c'est parce qu'il a entendu l'attente de sa mère comme une demande authentique que le fils a pu y répondre ainsi, alors qu'il ressentait habituellement une attente analogue comme un impératif dont il ne pouvait se dégager qu'en s'opposant ou en passant outre. Au retour de vacances, je les revois tardivement, c'est-à-dire après les premiers débordements de leur fils à l'école, après les premières impertinences à l'égard des professeurs, après les premières sanctions, comme si les parents avaient pu espérer une amélioration miraculeuse. J'impose de le voir chaque semaine et j'apprends, lors d'une séance, qu'il doit partir en week-end chez des cousins de province qui l'ont invité pour son anniversaire, un vendredi après-midi, en s'absentant des cours avec la bénédiction des parents. Je l'interroge alors, mi-ferme, mi-bienveillant, sur la pertinence d'un tel projet, en lui disant que je suppose qu'il doit être un peu perdu entre des décisions contradictoires de ses parents puisque, alternativement, ils se dressent contre son absentéisme scolaire ou ils l'y incitent, suivant leur convenance. Il se montre sensible à ce que je lui propose, sans en dire beaucoup plus. Le soir, je reçois un appel téléphonique de sa mère qui reprend les propos du fils. Elle rapporte que je lui aurais « passé un savon », que je ne serais pas d'accord avec le départ le vendredi après-midi. Les propos de son fils lui ont fait saisir qu'il y avait là un problème. Elle me dit, mi-interrogative, mi-affirmative, qu'elle ne peut organiser le week-end ainsi et que leur fils prendra un train plus tard après l'école.

Un discours inactif

Voici une petite séquence qui nous apporte plusieurs enseignements.

L'hyperactivité réelle d'un enfant doit être mise en regard de l'inactivité symbolique de ses parents, de l'inactivité de l'Autre, du discours de l'Autre, qui n'est pas marqué par une rigueur symbolique où l'enfant puisse trouver une place ou une adresse signifiante pour articuler sa parole. Ce n'est pas que les parents soient réellement inactifs. Au contraire, ils peuvent aller tous azimuts, s'occuper de leur enfant de manière très active – et d'autant plus active que cette hyperactivité leur semble incompréhensible – et ils présentent au praticien cette activité comme un signe de bonne volonté. Mais ils sont inactifs dans ce qu'ils n'assignent pas à leur enfant une place qui lui soit désignée comme telle. Ils sont pris dans ce que j'ai formulé comme un « discours sans contradiction [89] » dont on voit bien se déployer la logique dans cet exemple : sécher les cours est alternativement sanctionné et commandé. La parole de l'Autre considère alternativement le même terme comme un élément à bannir ou comme une incitation. Cet élément organise la rigueur du discours quand il est interdit et le désorganise quand il est toléré comme transgression. Il devient alors un élément fétichisé. La place du sujet est livrée au caprice de l'Autre et d'un discours qui exclut la référence à un interdit radical qu'exigerait un discours rigoureux, pour permettre la représentation de la perte et du réel.

Dans ce cas, l'enfant est privé de représentation de la perte dans le discours de l'Autre – mais ce n'est pas à proprement parler un discours puisqu'il n'y a pas de restriction de jouissance consentie par l'Autre – et il est tributaire de l'Autre, il est objet réel de l'Autre. Comme objet réel, il est happé par le vide de

89. J.-M. Forget, « Un discours sans contradiction », dans *Livre compagnon de l'envers de la psychanalyse*, Paris, Éditions de l'ALI, 2007, p. 213-218.

l'Autre, comme Marcel Czermak nous incite à saisir les mouvements du sujet maniaque. Nous voyons donc la stratégie inconsciente à laquelle se livre l'enfant hyperactif dans son rapport à l'Autre. Il s'éjecte d'une situation insupportable d'être objet réel de l'Autre, où il est happé par le vide de l'Autre, et il tente de susciter dans le réel un écart, un espace qui fasse allusion à la représentation d'un manque, qu'il ne trouve pas dans le discours de l'Autre. À être happé incessamment par le vide de l'Autre, comme objet réel de l'Autre, il répète des passages à l'acte, où il s'éjecte d'une situation insupportable en tentant d'instaurer dans le réel une place d'où il puisse se faire entendre [90].

C'est ici que nous pouvons apporter une nuance à ce que développe Jean Bergès dans son travail sur l'enfant hyperkinétique [91]. Il souligne à juste titre que l'enfant hyperactif réitère des passages à l'acte, du fait de ne pas être entendu, du fait que l'adulte donne du sens, interprète à tort un passage à l'acte comme le geste d'un *acting-out*. Mais il élude le temps premier qui fait que si l'enfant n'est pas entendu, c'est qu'il ne peut pas parler, c'est que les conditions de sa parole sont exclues, c'est que le discours de l'Autre ne ménage pas la place d'un manque où le sujet puisse se situer. Ce n'est pas simplement que la parole de l'enfant n'est pas entendue, c'est que les conditions de sa parole sont exclues. C'est justement la place d'un manque et d'une décomplétude qu'il s'agit de réintroduire dans le discours de l'Autre.

Dans l'exemple clinique précédent, c'est la marque de cette décomplétude qu'évoque la mère quand elle mentionne « quelque chose s'est passé ici », « ici » désignant le lieu du transfert et le transfert comme un lieu. Ceci illustre ce fait de structure, où souvent le consentement de parents à des entre-

---

90. J.-M. Forget, « L'enfant problème, enfant de qui ? », dans *Bulletin de l'Association lacanienne internationale*, Paris, novembre 2005-janvier 2006, n° 115-116, p. 15-20.

91. J. Bergès, « Les enfants hyperkinétiques », dans *Le corps dans la neurologie et la psychanalyse*, Toulouse, érès, 2005, p. 85-99.

tiens communs, même s'ils sont espacés, a comme effet d'introduire un tiers dans le discours des parents, d'introduire une décomplétude dans leur discours et dans la relation à leur enfant. Ils consentent à n'être pas « tout » pour lui, ni à ce qu'il soit « tout » pour eux. C'est d'ailleurs ce que souligne J. Bergès dans ce travail quand il précise qu'il ne s'agit pas d'examiner l'enfant mais « d'écouter la demande qui n'est jamais celle de l'enfant[92] ». C'est dire l'importance d'être vigilants à l'égard du discours de l'Autre. De même l'insistance du regard scrutateur de la mère à l'égard de son enfant, qu'elle surveille incessamment, ne doit pas nous leurrer sur la valeur de ce regard. Il témoigne avant tout que ce regard est désintriqué d'un discours qui fasse référence à la perte. Nous devons ainsi nous garder de supposer que l'enfant puisse faire signe au praticien car nous risquons de nous trouver entraînés dans les mêmes travers que les proches, à interpréter un sens qui n'est pas encore là.

La quête d'une place symbolique

Le second enseignement que nous pouvons tirer de tout cela est que l'enfant sollicite les parents pour qu'ils lui assignent une place symbolique. Il est surprenant que cet enfant, qui habituellement multiplie les conflits avec l'autorité et sèche l'école, vienne rapporter à ses parents mes propos avec suffisamment de précisions et de discernement pour que ceux-ci y entendent un appel à affirmer leur position symbolique. Il aurait pu faire autrement : ne rien dire ; se plaindre de moi ; utiliser mes propos comme une disqualification des parents… Il n'en a rien fait. Nous voyons donc que ce qu'il recherche implicitement avant tout est une sanction symbolique, et que sa quête d'enfant hyperactif est celle d'une place symbolique de sujet de parole. J'ai rencontré un adolescent qui insistait avec le même genre de détermination pour rapporter en présence de son père comment ce dernier avait pu lui refuser ce qu'il lui

92. *Ibid.*

avait demandé, comment il avait pu lui dire enfin « non » ; le père récusait, en sa présence, avoir dit ce « non » car il redoutait les violences de son fils en réaction à ce « non ».

Nous voyons aussi l'éclairage que nous pouvons apporter à ce qu'introduit J. Bergès concernant la référence à la mort. Quand l'enfant se met à parler, devenant sujet de la parole, il passe d'un statut d'être à un statut de sujet. Il renonce à l'être, il meurt pour advenir comme sujet [93], parce que par la parole il ne peut se dire « tout », il est divisé comme sujet. Pour l'enfant hyperactif, c'est de sa mort comme sujet qu'il s'agit. Il se trouve au seuil de la parole. S'il se lance comme sujet dans l'élan de sa parole, il quête une adresse pour anticiper un tel élan ; si l'autre fuit l'exigence d'une telle adresse, l'enfant est stoppé dans l'élan de sa subjectivité. Il se trouve pétrifié, mourant comme sujet parce qu'il est privé d'adresse, alors que la parole lui promettait d'ex-sister. Il se trouve mort comme sujet. L'enfant hyperactif souffre de ce défaut d'adresse et de ce défaut d'appui dans la structure symbolique de l'Autre. C'est pour cette raison, comme le souligne J. Bergès, que l'enfant hyperactif trouve le sommeil dès qu'il est cadré par l'attente structurée de l'Autre – que ce soit des électrodes de l'EEG, ou le protocole de la relaxation –, puisqu'il peut alors se reposer sur les signifiants introduits par l'Autre. Il peut dormir sans crainte de la mort.

De même, nous pouvons rapporter ces manifestations à la pulsion de mort puisque c'est la pulsion de mort qui structure les inscriptions mnésiques qui s'opposent au déroulement indéfini de la vie. C'est la pulsion de mort qui préside à l'inscription des coordonnées symboliques qui sont nécessaires à baliser la place de l'enfant et qui rendent possible sa parole. Nous pouvons rappeler comment J. Lacan, dans son commentaire de « L'au-delà du principe de plaisir [94] » souligne comment l'instinct de mort est à l'œuvre dans l'inscription des marques

93. J. Lacan, *Les quatre concepts fondamentaux de la psychanalyse*, *op. cit.*
94. *Ibid.*

symboliques de l'identité du sujet qui meurt à lui-même comme être et qui en est divisé. Pour chacun, compter sur ses propres marques symboliques consiste à compter sur les effets de l'instinct de mort à l'œuvre dans l'inscription même des traces mnésiques. Nous retrouvons dans l'inscription mnésique et dans l'inscription signifiante l'illustration de « la participation » de la libido à la pulsion de mort qu'évoquait S. Freud dans « Pulsions et destins des pulsions [95] ».

L'enfant est alors pétrifié comme sujet, ce qui explique, comme le rappelle J. Bergès, que l'enfant ne souffre pas, mais que c'est l'autre qui souffre, dans le meilleur des cas. Tout ceci manifeste que la subjectivité se structure dans le rapport à l'Autre, dans l'adresse à un Autre structuré par la parole, et dans cet « entre-deux ».

Il est un dernier point qui nous ramène au réel du corps. C'est le constat que l'hyperactivité est une affaire de sexe, plus précisément une affaire de garçons. C'est un point qui semble être partagé par ceux qui sont familiers de cette clinique. L'objection qui m'est venue est le cas de certaines petites filles que j'ai rencontrées. L'une posait justement problème à sa mère en ce qu'elle lui affirmait être un garçon ; l'autre m'a imposé de la rencontrer tout un temps avec sa mère pour la dégager de l'insistance érotisée de l'attente de la mère. Ce sont là des cas particuliers qui seraient à développer à part.

La motricité et la pulsion motrice

Pour éclairer les manifestations de l'hyperactivité, nous pouvons nous rapporter aux remarques lumineuses de Jean Bergès [96] sur la structuration de la motricité de l'enfant et sur le temps de la marche. Il aborde la motricité en la rapportant à un objet *a*, et nous pouvons approfondir ce qu'il nous apporte

---

95. S. Freud, « Pulsions et destins des pulsions », *op. cit.*
96. J. Bergès, *Le corps dans la neurologie et dans la psychanalyse*, Toulouse, érès, 2005.

ainsi. Nous pouvons tout d'abord reprendre ce qu'il a amené, avant de préciser quelques points pour nous permettre de mieux cerner les composantes de la pulsion motrice.

Sa proposition est que le fonctionnement de l'enfant, ses mouvements tous azimuts débordent une fonction motrice encore immature. C'est la mère qui assure la garantie de la fonction, comme substitut, comme prolongement de l'enfant, et dans l'attente de la maturité de la fonction. De fait, la fonction motrice n'étant pas mature, le débordement moteur de l'enfant peut trouver une dérivation de son fonctionnement dans la manière dont la mère l'accueille par sa parole et sa propre trame symbolique : « Le cri, les états de tension, la respiration, les poussées, etc., c'est-à-dire ce qu'on peut appeler la mise en jeu de la cénesthésie, c'est l'objet du discours de la mère. »

À l'immaturité de la fonction, la mère apporte sa substitution. Elle est en complément, en prolongement du corps de l'enfant. À l'immaturité de la fonction, elle apporte la structure de son propre fonctionnement, la structure de ce qui ordonne sa fonction motrice et ce qu'elle va pouvoir en dire à l'enfant, « dans un forçage symbolique, dans une introduction du symbolique dans la parole [97] », et dans une anticipation.

La motricité, la posture, souligne Jean Bergès, se trouvent instituées, données comme symboliques « par la mère qui n'est pas nourricière, mais agissante, portante ». Elle réalise ce que le symbolique a d'anticipé. Nous pourrions préciser que c'est la structure symbolique du corps de la mère qui se propose comme substitut à l'immaturité de la fonction de l'enfant avant même qu'elle en adresse des commentaires à l'enfant. « L'image mentale deviendrait possible, la pensée tiendrait non pas à la mise en jeu de l'action, de la motricité, mais bien plutôt de son impossible [98]. »

La réponse substitutive de cette immaturité motrice est ordonnée par des signifiants, par les signifiants qui structurent

97. *Ibid.*
98. *Ibid.*

la motricité de la mère. « La nomination des effets de ce dépassement vient situer dans le symbolique ce dépassement[99]. »

Nous constatons comment l'écart que formalise Jean Bergès entre le fonctionnement et la fonction illustre très logiquement l'évidement de l'objet perdu dans le rapport de l'enfant à l'Autre, et permet d'identifier la motricité comme un objet *a*.

Nous sommes ainsi en mesure d'introduire quatre précisions.

– La première concerne l'enfant comme sujet en devenir, dans le champ pulsionnel. L'article défini « la » de « la » fonction motrice risque de nous inciter à penser l'enfant sous le registre d'une unification prématurée. Ce serait plutôt « la fonction motrice en devenir » qu'il s'agirait de désigner, d'autant que celle-ci est bien prématurée. Elle est prématurée si on la rapporte à l'immaturité du tonus chez l'enfant, et elle est aussi multiple si on prend soin de la rapporter aux mouvements des membres d'un corps qui ne témoignent pas encore d'une coordination entre eux.

– Le sujet en devenir tient le trait de son identité de son inscription initiale dans le symbolique. Le sujet en devenir cherche dans la structure symbolique de l'Autre ce qui structure son corps et ce que l'Autre dit et phonétise de cette structure langagière.

– Le temps de la mise en jeu de la pulsion motrice chez le sujet en devenir ne doit pas être trop vite rapporté au temps ultérieur où l'enfant accède à l'intuition anticipatrice de l'unité de sa personne *via* son image dans le miroir. L'unité imaginaire positivée de l'image i(a) vient alors habiller le manque structural du sujet[100]. Or le temps de la pulsion précède logiquement le temps d'appropriation par l'enfant de son image dans le miroir.

– Enfin, la mise en jeu de la pulsion motrice en devenir ne saurait se confondre dans son antériorité logique avec le temps

---

99. *Ibid.*

100. J. Lacan, « Le stade du miroir comme formateur de la fonction du Je », dans *Écrits*, Paris, Le Seuil, 1966, p. 93-100.

de la marche, où l'enfant se lance, comptant sur l'anticipation de l'Autre, sur le trait signifiant qui est le trait de sa division d'être de parole, qui érige son corps et l'ordonne dans le déséquilibre de la marche.

Les particularités de la pulsion motrice

Une des particularités de la pulsion motrice est qu'elle émerge de la participation de plusieurs composantes juxtaposées qui vont aboutir à une coordination subtile. Ce sont des composantes que le clinicien d'enfant cherche à évaluer dans l'examen du nouveau-né [101].
– Le tonus passif correspond à l'extensibilité des muscles et au ballant des membres. Il témoigne de l'articulation des muscles agonistes et antagonistes de l'enfant.
– Le tonus actif correspond à l'activité posturale du nouveau-né. Il est apprécié en évaluant la qualité de redressement des membres inférieurs et du tronc, en mettant l'enfant debout. De même, la motricité de la nuque est mise en évidence, l'enfant étant amené en position assise, sur la possibilité qu'il a, ou non, de maintenir sa tête dans l'axe du corps, un court instant.
– Les réflexes primaires sont fascinants pour l'observateur car ils évoquent une forme d'autonomie, alors qu'ils sont archaïques et disparaissent quand les phénomènes d'inhibition de l'intentionnalité se mettent en place :

- le réflexe d'agrippement, le *grasping* est le réflexe de fermeture des doigts et de la main sur un objet que l'on place dans la main du nouveau-né ;
- le réflexe de Moro est déclenché par une brusque extension de la tête ; pour l'effectuer, l'examinateur soutient d'une

101. J. Bergès, « Du tonus et de la motricité dans l'examen de l'enfant », dans S. Lebovici, R. Diatkine, M. Soulé, *Nouveau traité de l'enfant et de l'adolescent*, Paris, PUF, 1995, p. 659-675. Remerciements pour les précisions cliniques apportées dans ce domaine par S. Hamdani, psychanalyste, professeur de pédiatrie, Rabat.

main le dos et de l'autre la tête de l'enfant, puis il redresse brutalement la tête – où l'enfant réagit d'abord en éloignant les bras de son corps, ensuite en ouvrant les mains, puis en faisant une flexion des avant-bras sur les bras : on appelle cela la manœuvre d'embrassement ; elle se termine généralement par un cri.

– Le réflexe de marche automatique. Si l'on soutient un nouveau-né en position verticale, ses pieds prenant appui sur la table d'examen, ses jambes vont esquisser un mouvement de marche.

– La motricité intentionnelle met en évidence des compétences motrices qui ne s'observent que dans des conditions d'examen bien particulières. « On observe alors la recherche par le bébé du contact avec l'examinateur, le déploiement d'une motricité volontaire, intentionnelle, et une plasticité du comportement moteur, qui ne sont visibles habituellement qu'à un âge plus avancé. L'enfant va pouvoir par exemple se saisir d'un objet ou encore redresser sa tête et son corps pour voir l'examinateur. Les conditions pour obtenir ces résultats, qui de plus ne sont pas constants, sont très particulières : un enfant éveillé, qui ne pleure pas, une pièce réchauffée et un éclairage doux. Parler à l'enfant d'une voix douce, accrocher son regard et ne pas quitter ce regard durant tout l'examen. Maintenir la tête de l'enfant et son tronc afin qu'ils demeurent dans le même axe. Ceci permet de pallier ce qui gêne le plus la motricité volontaire de l'enfant, à savoir son hypotonie axiale. On sent alors que la musculature de l'enfant se tonifie. On doit aussi éviter toute manœuvre qui déclencherait les réflexes primaires de type Moro car ceux-ci parasitent la motricité intentionnelle. D'ailleurs, lors de ces moments privilégiés, on verra une disparition du *grasping reflex,* les mains du nourrisson s'ouvrent [102]. »

102. Précisions cliniques de S. Hamdani.

Nous voyons donc se dégager, sur le fond d'une immaturité motrice autonome, une intentionnalité motrice de l'enfant qui s'associe à une tonicité qui ne profite pas encore d'une coordination des membres, et une hypertonie archaïque qui cède progressivement au fur et à mesure que s'affirme la motricité volontaire. Nous avons vu les précautions nécessaires à l'examinateur pour mettre cette intentionnalité en évidence, comme peut le faire une mère. La disparition des réflexes dans les premiers mois et la première année s'associe à la structuration de la motricité axiale de l'enfant. « La coordination s'établit entre un état tonique axial et une contraction tonique périphérique, ce qui permet de supposer que le lieu où se fait cette coordination, où s'établissent les premières relations tonicomotrices entre axe et périphérie, le champ de cette intégration, est constitué par l'axe corporel [103]. » Nous voyons donc que la recherche d'équilibration de l'enfant passe par un jeu subtil entre les tensions des extrémités des membres, dont l'hypertonie cède progressivement sous l'effet des inhibitions centrales, et la tension de l'axe du corps. La disparition de ces réflexes et le relâchement que permet leur inhibition signent le consentement de l'enfant à compter sur la substitution motrice que lui offre sa mère et sur la structuration symbolique de cet Autre maternel. Nous rejoignons ici les remarques de G. Pommier soulignant que la prématurité de l'enfant et son immaturité témoignent de sa disponibilité à l'égard de la structure signifiante dans laquelle il baigne [104].

La mère assume donc une position substitutive à ce fonctionnement et elle propose, par la structure symbolique de sa propre motricité et de son babil avec l'enfant, l'appui de son savoir inconscient.

---

103. J. Bergès, « Du tonus et de la motricité dans l'examen de l'enfant », *op. cit.*

104. G. Pommier, *Comment les neurosciences démontrent la psychanalyse*, Paris, Flammarion, 2005.

Le forçage symbolique est introduit par le discours de l'Autre, à double titre. À la fois par la substitution, où la « portance » de la mère la mobilise dans sa structure symbolique d'être de parole, et par les signifiants qui anticipent les mouvements du corps de l'enfant à travers sa propre fonction et ses limites. Ce forçage de l'Autre prend appui sur sa métaphore en jeu dans la structure de son corps, et substitue les signifiants qui assurent la stature de son corps et de sa motricité aux débordements de l'enfant, en rendant accessibles à l'enfant les lettres chues de la chaîne signifiante de la mère, aux lettres qui bornent pour elle l'objet de son manque.

Ce qui se joue dans les bras de la mère est l'impossible de la motricité autonome de l'enfant. On peut différencier deux temps distincts : le temps de la perte radicale de la mère, perte conjointe à l'inscription du sujet dans le symbolique, et la symbolisation de cette perte mise en jeu dans la partialisation de la pulsion. C'est la symbolisation de l'absence de la mère qui permet l'opération de la métaphore, comme nous l'avons déjà évoqué.

Dans l'écart entre le fonctionnement de l'enfant « je bouge » et la fonction immature à laquelle se substitue l'Autre « je suis bougé », l'enfant, comme sujet en devenir, fait l'expérience des différents allers et retours de la pulsion [105], et découvre une instance symbolique à laquelle il offre de représenter ce qui l'anime, « je me fais bouger ». Nous retrouvons ici, dans les allers-retours de la pulsion, le bouclage du circuit pulsionnel sur un vide qui identifie un objet *a*.

Les composantes de la pulsion motrice

Nous voyons de fait comment la motricité de l'enfant mérite le statut d'une pulsion. Nous pouvons situer une telle définition dans le fil de ce que suggérait S. Freud en ce que « dans le sadisme, la source organique, probablement la muscu-

---

105. S. Freud, « Pulsions et destins des pulsions », *op. cit.*

lature en tant qu'elle est capable d'action, se réfère directement à un autre objet, même si cet objet appartient au corps propre [106] ». Il s'agit ici du domptage de la pulsion de mort par la libido du sujet. C'est le souci de l'enfant « de se rendre maître de ses propres membres [107] ».

La pulsion fait le tour de l'objet évidé, dans les trois temps grammaticaux : actif « je bouge », je gigote ; passif : « je suis bougé », je suis « entortillé », comme dit Jean Bergès [108], et réfléchi : « je me fais bouger ».

Nous voyons toutefois deux difficultés. L'une correspond à situer la source de la pulsion, en ce qui touche l'orifice de la pulsion chez le sujet, et à s'assurer de son bouclage dans les allers et retours pulsionnels ; l'autre tient à la question de la constance de la pulsion. Nous retrouvons ici des difficultés déjà rencontrées pour rendre compte de la source et de la constance de la pulsion d'invocation.

La question de l'orifice du côté du corps de l'enfant est à situer dans l'écart entre les tensions des extrémités des membres qui sont initialement le siège des réflexes moteurs qui vont s'estomper peu à peu, et le tonus axial dont l'enfant cherche l'assise dans ce qui structure le corps de l'Autre.

Le premier temps pulsionnel serait à rapporter à une partialisation de l'agitation des membres, une fois passé le temps des réflexes moteurs. Les mouvements des bras, des mains, des doigts, des jambes, des pieds, quêtant chez l'Autre ce qui en assure l'équilibre, au prix d'une aliénation à sa structure symbolique. Cette orientation peut être incitée par le bain de sons et de paroles dans lequel se trouve l'enfant, et son regard peut participer à cette orientation. Nous l'avons mentionné dans les précautions nécessaires pour évaluer la motricité intentionnelle.

Nous pouvons donc précisément représenter l'orifice de la pulsion comme cerné par les extrémités des membres de l'enfant.

---

106. *Ibid.*
107. *Ibid.*
108. J. Bergès, *Le corps dans la neurologie et dans la psychanalyse*, *op. cit.*

Nous pouvons situer l'extrémité de ces membres sur la base d'un cône tronqué. Cette base permettrait de figurer ainsi un orifice qui ne correspond pas strictement à un orifice anatomique :

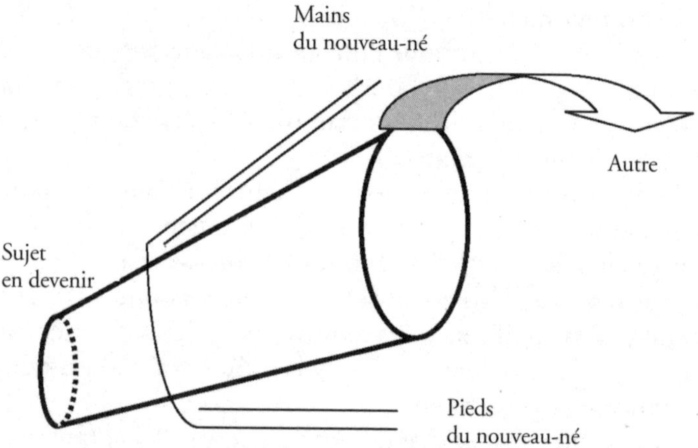

L'adresse de ce premier temps pulsionnel « je bouge » est l'axe tonique qui assure l'équilibre de l'Autre. Ce sont non seulement les bras de la mère, mais aussi tout ce qui assure en elle l'assise de son corps, ses jambes aussi, son ventre qui a porté l'enfant, tout ce qui assure son identité comme être de parole, qui s'offre comme adresse à la pulsion de l'enfant. Nous savons bien comment la préhension de l'enfant, le portage, le *holding* de Winnicott [109], mobilisent chez la mère tout ce qui assure son équilibre. La mère tient compte de ce qui structure son propre équilibre dans son rapport à son manque intérieur pour assurer l'assise de son enfant. Le circuit de la pulsion traverse donc la structure du corps de la mère, traverse ce qui assure son équilibre, traverse ce qui l'anime et qu'elle va aussi phonétiser en

109. D.W. Winnicott, *De la pédiatrie à la psychanalyse*, Paris, PBP, 1969.

réponse aux débordements de la fonction. Ce sont ses propres signifiants et ce qui ordonne sa chaîne signifiante. Le circuit de la pulsion motrice traverse la structure de son identité : « C'est un discours qui sait ce que c'est que pousser, crier, se raidir, notamment dans ce que le désir de la mère a de phallique [110]. » C'est par le trait de division qui structure l'identité de l'Autre que passe le circuit pulsionnel.

Il s'agit de bien identifier que le trait qui ordonne le corps de la mère, comme autre, est le trait de sa propre division subjective, comme être de parole. C'est le trait de la parole qui assure la stature du corps de la mère. C'est ce trait d'identité sur lequel compte chacun quand il se lance dans la marche, à compter sur son propre équilibre. Ce trait anime le corps dénaturé par la parole, qui correspond à la géographie d'un corps dont les limites sont marquées par les lettres inscrites aux différents orifices, et qui témoignent de l'objet perdu suivant les différentes pulsions partielles. C'est la familiarité de cet équilibre qui assure la gravité de l'autre réel comme sujet, dans une articulation subtile entre le corps symbolique dénaturé par la parole et le corps anatomique réel. Nous savons bien la difficulté rencontrée avec les mères narcissiques qui, à un moment ou à un autre, risquent de laisser tomber leur enfant, du fait de leur difficulté de tenir compte pour elles-mêmes de la perte de l'objet.

Nous voyons donc, pour reprendre les remarques précédentes, que ce qui ordonne la motricité de l'enfant, entre le tonus périphérique des membres et l'axe du corps, est cherché initialement par l'enfant entre ses membres et l'axe que lui offre la structure symbolique de l'Autre, à laquelle il va pouvoir s'identifier transitivement, *via* le bouclage de la pulsion.

Nous pouvons repérer de ce fait que, s'il y a entre le sujet en devenir et l'Autre une homologie d'orifice, dans l'ouverture ménagée par les membres du corps, le passage du premier

110. J. Bergès, *Le corps dans la neurologie et dans la psychanalyse, op. cit.*

temps au second temps de la pulsion, du « je bouge » au « je suis bougé », nécessite la traversée de ce qui fait la structure symbolique du corps de l'Autre. Il s'agit, comme nous l'avons rencontré dans la pulsion d'invocation, du recours chez l'Autre à « un pont » symbolique qui puisse assurer la poursuite du circuit de la pulsion. Ce « pont » mobilise, là encore, la consistance de l'opération de la métaphore dans le corps de l'Autre. Le mouvement pulsionnel de la motricité de l'enfant mobilise la structure symbolique du corps de la mère, et la mère, en position de grand Autre, *via* le champ de la métaphore, anticipe les mouvements de l'enfant et sa subjectivité en devenir.

Toutefois, la structure de l'Autre qui est ainsi mobilisée par le parcours pulsionnel correspond à une traversée différente de celle que nous avons rencontrée dans la pulsion d'invocation. Il s'agissait alors du passage de l'oreille à la bouche de l'Autre. La pulsion motrice mobilise ce qui ordonne la motricité chez la mère. Elle mobilise subtilement la structure langagière de la mère, son identité imaginaire *via* le stade du miroir et son lien à la parole, et l'articulation de celles-ci à la maturité réelle des coordinations fonctionnelles du corps, acquises tardivement. Il s'agit ici d'une articulation complexe de ce qui est noué chez la mère des rapports réciproques entre la structure du langage et de la parole, l'imaginaire et le réel du corps dans la constitution de son équilibre.

En retour, la motricité volontaire de la mère, à partir de ses bras et de l'assise de son corps, ordonne le second temps de la pulsion où l'enfant expérimente le « je suis bougé ». Il fait l'épreuve de ce qui peut assurer et ordonner son propre équilibre. Le retour sur le sujet se boucle sur l'orifice initial.

Le troisième temps « je me fais bouger » implique la traversée du corps de l'enfant, comme sujet nouveau, et dans un bouclage qui associe l'évidement du circuit pulsionnel et la traversée de la structure symbolique de l'Autre, *via* sa métaphore, puis celle de l'enfant. Nous pourrions représenter le circuit pulsionnel ainsi :

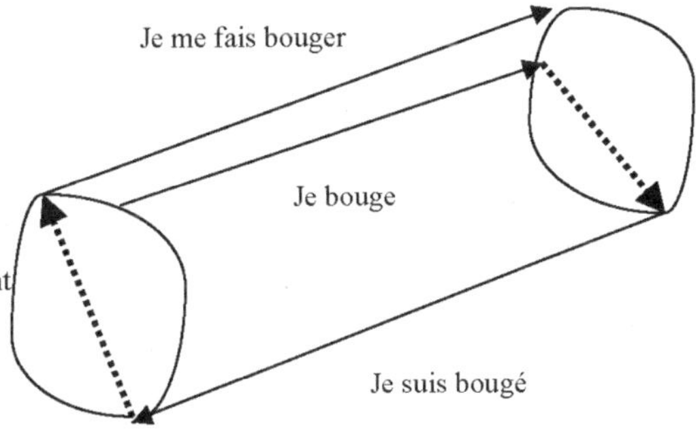

Nous voyons donc se boucler un circuit pulsionnel entre le sujet et l'Autre, « je bouge », « je suis bougé », « je me fais bouger ».

L'orifice de la pulsion, sur lequel elle fait retour, est donc l'ouverture cernée par les membres du sujet.

Le bouclage de la pulsion sur la source nous assure de la constance de sa poussée.

Ce bouclage découpe un vide intérieur qui cerne l'objet qui peut gouverner la motricité et l'équilibre du sujet et que nous pouvons désigner du terme d'« équilibre [111] ». Cet objet *a* « équilibre » rend compte de la perte consentie par le sujet en devenir d'une partie du corps découpée par le bouclage de la pulsion, et qui, comme la voix ou le regard, échappe à une positivation de la représentation. C'est cette quête d'« équilibre » par laquelle le sujet introduit l'élan de sa motricité qui, en retour dans la portance de sa mère, lui offre l'expérience de son propre équilibre dans les mains de celle-ci, et du « je suis

111. J'ai précédemment désigné par « gravité » cet objet pulsionnel, dans une étape de ma recherche, dans « L'hyperactivité, le mouvement et la gravité comme objet *a* », dans M. Bergès-Bounes et J.-M. Forget (sous la direction de), *L'enfant insupportable,* Toulouse, érès, 2010.

bougé ». C'est cet équilibre qu'il expérimente progressivement en se lançant dans la motricité volontaire « je me fais bouger ».

Cet objet mérite le statut d'objet *a*, comme le sein, les fèces, le regard et la voix, et se révèle à nous comme non spécularisable, au même titre que le regard et que la voix. Dans la pulsion motrice, le sujet à venir précipite les membres de son corps en avant dans la recherche de son « équilibre ».

La particularité du bouclage de la pulsion est d'associer l'évidement du circuit qui permet l'identification transitive du sujet nouveau à l'Autre, à la mise en jeu de la phallicisation du corps de l'Autre puis du sujet. La traversée de ce qui structure symboliquement le corps de la mère, comme Autre, va se proposer au sujet dans le temps même de l'identification transitive à l'Autre, dans son équilibre. Nous trouvons ici, intriqués, l'objet « équilibre » et ce qui ordonne celui-ci chez l'Autre, sa structure langagière d'être de parole, dans son nouage au réel du corps et à l'imaginaire. Nous retrouvons dans le circuit de la pulsion motrice l'intrication de l'évidement d'un objet, l'objet « équilibre » et la structure langagière de l'Autre, en tant qu'elle permet l'érection du corps de l'Autre et de sa motricité. Il faut toutefois différencier deux plans : celui par lequel le trait de la division subjective de l'Autre assure la structure de son corps ; et celui de l'introduction par les signifiants de l'Autre de paroles qui anticipent les ébauches de motricité du sujet.

Les conséquences cliniques

Sur ce point, nous pouvons supposer, comme nous l'avons proposé pour la pulsion d'invocation, que la structure de la métaphore qui gouverne la structure langagière de l'Autre soit déterminante pour le bouclage de la pulsion, et que sa défaillance puisse priver l'enfant de l'accès à une motricité autonome. Mais nous pouvons aussi supposer que le type de phallicisation de l'Autre qui est la mère, comme femme, puisse avoir une incidence sur le type de motricité auquel a accès le sujet. Si la mère se trouve assurée d'une phallicisation dans le lien à un homme qui lui offre une forme de reconnaissance comme femme du père, la trame langagière qui est inclue dans le bouclage pulsionnel est articulée au signifiant phallique du lien sexuel. Si la mère est seule, rapportée aux seuls signifiants de sa propre chaîne, c'est le trait signifiant $S(\not{A})$ exclu de son discours qui assure la décomplétude de celui-ci et régit la traversée de l'Autre. L'intrication de l'équilibre peut être liée, *via* la traversée de l'Autre, au trait phallique du lien homme/femme des parents, ou au trait de la décomplétude du discours de la mère seul $S(\not{A})$, dans le second cas. Ce qui anime la motricité de l'enfant en devenir ne peut que s'en ressentir.

La pulsion motrice se révèle ainsi très directement articulée au trait de la parole qui structure le corps de l'Autre, et du sujet et donc de son énonciation.

Le bouclage du circuit pulsionnel est directement lié à l'efficience de la métaphore dans la structure langagière de l'Autre, au même titre que nous avons pu le développer pour la pulsion d'invocation.

Nous pouvons tirer deux éclairages de ces remarques.

Tout d'abord, le circuit pulsionnel de la motricité est intriqué à ce qui structure la parole chez l'Autre. De ce fait, les manifestations de souffrance liées à la motricité peuvent se rapporter pour l'enfant à un temps d'identification qui touche l'affirmation de sa parole, qui correspond à un temps d'identification du côté de la l'énonciation, et si nous nous rapportons aux formules de la sexuation qu'a développées J. Lacan, au côté homme [112]. Cette caractéristique nous permettrait de comprendre pourquoi les manifestations de l'hyperactivité concernent en priorité les garçons. Elles peuvent aussi bien concerner des filles, quand elles se trouvent dans un temps d'affirmation, quand elles se trouvent du côté de l'énonciation, et comme je l'ai mentionné précédemment ; c'est dans ce contexte que ce type de manifestations peut les toucher.

---

112. J. Lacan, *Encore*, notamment les chapitres 6 et 7, Paris, Le Seuil, 1975, p. 61-82.

Ensuite, les manifestations exacerbées de la motricité du sujet peuvent révéler une recherche d'un bouclage pulsionnel qui serait la conséquence d'un défaut de métaphore chez l'Autre. Nous trouvons la confirmation de l'hypothèse développée dans ces lignes que ce qui se joue dans l'hyperactivité de l'enfant consisterait dans une répétition de passages à l'acte pour tenter le bouclage de la pulsion motrice autour de ce qui serait l'évidement symbolique de l'Autre, quand le défaut de métaphore chez l'Autre, quand le discours de l'Autre n'offre pas au sujet la décomplétude qu'il y quête dans son adresse. L'enfant cherche ce qui peut servir d'appui à son équilibre dans son rapport à l'Autre réel alors que cet appui lui fait défaut dans la structure symbolique de l'Autre. C'est une lecture complémentaire pour rendre compte de ce qui est structurellement en jeu dans l'hyperactivité. Nous pouvons comprendre l'insistance du regard de la mère à l'égard du mouvement brownien de son enfant, si nous saisissons qu'elle perçoit confusément qu'elle est l'adresse de ses précipitations de toutes parts, comme si après un trébuchement, il courrait après son centre de gravité dans la recherche de son équilibre.

Nous retrouvons dans cette clinique le clivage entre une quête par le sujet d'un bouclage du circuit pulsionnel autour d'un vide qui est absent du discours de l'Autre ; ce bouclage pulsionnel, engagé dans le réel de la motricité, ne peut aboutir et répète ses tentatives dans des passages à l'acte successifs. L'autre versant de ce clivage est le champ du symbolique et d'une structure langagière privée d'une voix qui puisse se faire entendre. C'est la répétition de « l'agir » qui prend alors une fonction de « porte-voix ».

Pour clore ce domaine de la motricité, l'insistance de l'hyperactivité des enfants et des adolescents dans le monde actuel révèle que, si le sujet en devenir est privé dans le champ de la parole d'une adresse possible et d'un interlocuteur symboliquement fiable, il peut rabattre dans le champ de la pulsion motrice la recherche de la décomplétude du discours de l'Autre.

3

Les désintrications pulsionnelles

Articulations pulsionnelles

Au point où nous en sommes de notre parcours, nous pouvons repérer des convergences qui se révèlent peu à peu pour cerner un destin pulsionnel qui serait celui des désintrications pulsionnelles, et pour saisir quelles seraient les conséquences d'un tel constat.

Le travail de S. Freud fait allusion à divers liens pulsionnels. La « participation » de la libido à la pulsion de mort [1] correspond pour le sujet à l'inscription d'une trace mnésique de son expérience et constitue un obstacle à l'écoulement incessant de la vie [2]. La trace mnésique est corrélée à l'inscription du sujet dans le symbolique. La parole, qui introduit l'enfant au renvoi incessant des représentations entre elles, se fait par la mort de l'être de celui qui advient comme sujet. C'est là l'inscription en l'enfant de la pulsion de mort, dont S. Freud fait l'instinct de mort.

1. S. Freud, « Le problème économique du masochisme », dans *Psychose, névrose et perversion*, Paris, PUF, 1978, 288 p.
2. S. Freud, « Au-delà du principe de plaisir », dans *Essais de psychanalyse,* Paris, Petite Bibliothèque Payot, 1971.

Nous avons vu comment le rapport délicat posé par S. Freud entre les pulsions partielles et la sexualité trouve une issue entre les lignes de ses propositions. De fait, placer l'objet sexuel dans le fil des pulsions partielles et le rapporter à un stade, qui serait le stade phallique, réduit la dimension de la sexualité. Mais identifier un temps préalable au bouclage pulsionnel dans les deux approfondissements qu'il propose – qui sont la pulsion scopique et le sadisme/masochisme – témoigne que le sexuel est préexistant au bouclage pulsionnel sur un vide. Initialement, le sujet regarde son membre sexuel dans le premier cas ; la douleur du sadisme est chargée d'une valeur sexuelle dans le second cas.

Nous avons pu ainsi dégager deux versants en jeu dans les pulsions :

– celui du bouclage en circuit autour de la structure grammaticale de l'Autre ;

– celui de ce qui est véhiculé par le bouclage pulsionnel ; ce peuvent être les questions concernant le sexuel, la question des origines, ou ce qui concerne la structuration de la parole.

C'est au rapport de ces deux versants que nous pouvons rattacher ce que S. Freud s'efforçait de définir quand il mentionnait la désintrication ou l'intrication pulsionnelle : c'est le rapport entre les pulsions partielles et l'identité sexuelle du sujet, du fait de sa structuration d'être de langage et de parole.

Les diverses intrications et désintrications pulsionnelles

La « désintrication pulsionnelle » est un terme que l'on rencontre dans plusieurs endroits de l'œuvre de S. Freud, et qui est mentionné dans les travaux de J. Lacan ou de J. Bergès [3]. Ce terme peut recouvrir des mécanismes différents qu'il s'agit de distinguer de celui qui concerne notre travail ici. Le premier que mentionne S. Freud [4] est lié à la névrose obsessionnelle.

3. J. Bergès, « Adolescent, impasse », dans *La psychanalyse de l'enfant*, tome 2, n° 6, 1999.

4. S. Freud, *Inhibition, symptôme et angoisse*, Paris, PUF, 1975.

La névrose obsessionnelle

C'est à propos de l'obsessionnel qu'il fait référence à la « désintrication des pulsions ». Il rapproche d'ailleurs celle-ci de la régression. Je ne vais pas aborder cette question qui nous éloignerait du fil de notre travail. Il précise : « [...] Les composantes érotiques, qui étaient venues s'ajouter, avec le début de la phase génitale, aux investissements destructifs de la phase sadique, s'en voient séparées [5]. » La désintrication porte sur la séparation de l'organisation symbolique phallique qui structure le désir, de la pulsion anale. Dans la névrose obsessionnelle, la « désintrication pulsionnelle » prive la pulsion anale de son inscription dans l'enjeu symbolique du désir et la charge d'un érotisme imaginaire qui reste dans la logique de son champ pulsionnel. C'est sur cet érotisme imaginaire anal que s'exercent les mesures de rétorsion sévères de l'instance morale, comme le formulait S. Freud. Le sadisme va porter sur l'érotisation de la pulsion. C'est d'ailleurs cette même érotisation inappropriée d'une fonction qui peut conduire à l'inhibition de cette fonction [6].

Dans la désintrication pulsionnelle de la névrose, la pulsion n'est plus inscrite, « intriquée » pourrait-on dire, à la dimension symbolique du désir sexuel. Elle se trouve chargée d'une érotisation sexuelle imaginaire qui se manifeste dans la logique de la pulsion, alors qu'elle est privée de la portée symbolique de la sexualité. Pour que la pulsion anale puisse se charger ainsi d'une telle représentation, c'est que son objet peut s'y prêter. C'est-à-dire que le circuit pulsionnel a déjà pu se boucler pour cerner l'évidement de l'objet, pris dans la logique de la demande de l'Autre et soumis au démenti, comme nous l'avons précisé précédemment. L'objet ainsi cerné dans le circuit de la pulsion anale se prête comme ersatz à représenter l'objet insaisissable du désir. La souffrance du sujet témoigne de l'écart

5. *Ibid.*
6. *Ibid.*

entre le poids que l'imaginaire de l'Autre fait peser sur lui et la quête d'une assise symbolique rigoureuse pour sa parole.

Si nous nous rapportons à ce que nous avons développé à propos de la pulsion d'invocation, la désintrication pulsionnelle de la névrose obsessionnelle se situe dans le temps où le symptôme du sujet est lié au poids que l'imaginaire de l'Autre fait peser sur lui. Le recours à sa propre métaphore n'est plus possible pour le sujet, ce qui le maintien tributaire de la demande de l'Autre, qui fait office de désir de l'Autre. La métaphore est toutefois efficiente dans le discours de l'Autre et permet le recours à la parole.

Nous sommes donc alors dans un temps logique radicalement différent de celui qui nous intéresse dans notre travail, où le sujet en devenir se confronte au défaut de bouclage du circuit pulsionnel, du fait du désamorçage de la métaphore dans le champ de l'Autre. La pulsion d'invocation n'a pu se boucler sur la métaphore de l'Autre. Les manifestations de la clinique nous montrent alors que le sujet cherche, *via* la pulsion scopique ou la pulsion motrice, à se boucler sur un évidement de l'Autre. La pulsion n'est pas alors chargée d'une portée sexuelle substitutive dans son champ, comme nous le voyons dans la névrose obsessionnelle ; elle vise plutôt à instaurer les conditions d'une décomplétude chez l'Autre, comme condition de tout recours à la parole et au désir.

Les intrications pulsionnelles physiologiques

S. Freud se réfère à ce même type d'articulation entre les pulsions partielles et le sexuel quand il évoque l'intrication des pulsions[7]. Il fait référence à ce qui se joue dans l'excitation amoureuse. Les organes d'excrétion doivent y être dégagés de leurs fonctions pour donner libre cours à l'enjeu sexuel. L'ordre signifiant phallique qui ordonne la sexualité s'accompagne d'une inhibition de la fonction d'organe.

---

7. *Ibid.*

Ce rapport réciproque des pulsions partielles et du sexuel ordonné par le désir et la parole mérite notre attention.

On pourrait le rapprocher de l'opposition qui existe entre l'investissement d'une fonction et le désinvestissement de la fonction antagoniste, comme on la rencontre dans les mouvements musculaires, où la contraction d'un faisceau musculaire s'associe à l'inhibition du faisceau musculaire antagoniste. Mais ce serait réduire le rapport de l'enjeu sexuel à la pulsion à une fonction antagoniste. Ce serait situer les choses dans un rapport entre + et –, ce qui n'est pas le cas.

Ce pourrait être aussi l'intrication physiologique entre deux fonctions qui concernent le même organe comme l'articulation dans la glotte des deux fonctions, de déglutition et de respiration, chacune des fonctions étant elle-même ordonnée par un jeu d'investissement et de désinvestissement. Il s'agirait alors d'un antagonisme entre 0 et 1. Ce n'est pas non plus de cela qu'il s'agit.

Il s'agit plutôt de la prédominance d'un domaine, celui du désir sexuel, sur le déroulement physiologique des fonctions. Il faut que la fonction de l'organe se plie au désir sexuel, indépendamment de son fonctionnement propre. Il s'agit ici de l'intrication du désir sexuel ordonné par la parole au fonctionnement des pulsions.

Il y a deux conditions à cela.

Tout d'abord la fonction d'organe est ordonnée par la structure de la pulsion qui « représente », comme le soulignait S. Freud, les excitations internes. Ce qui sous-entend, comme nous l'avons souligné à plusieurs reprises, que le sujet soit inscrit dans le symbolique. S'il ne l'est pas, il s'agit d'une situation radicalement différente qui ressortit à ce que S. Hergott, J.-J. Tyszler et M. Czermak désignent comme la « dé-spécification pulsionnelle [8] ».

8. S. Hergott, J.-J. Tyszler, M. Czermak, « Remarques sur la déspécification pulsionnelle dans son rapport à la pulsion », dans *Disparité clinique de l'oralité. Le trimestre analytique,* n° 3/4, Paris, Éditions de l'ALI, 1997, p. 271-295.

Et le bouclage de la pulsion sur un vide nécessite que le sujet ait accès à la métaphore, c'est-à-dire que la pulsion d'invocation ait pu initialement assurer au sujet le frayage de la voix pour faire entendre sa parole.

La convergence des pulsions

C'est à ce prix que peut s'exercer chez le sujet une « convergence des pulsions » contemporaine de ce que J. Lacan nomme « la convergence des demandes [9] ». La convergence des demandes correspond pour J. Lacan au temps logique où le sujet fait l'expérience, en maniant l'ensemble des signifiants à sa disposition pour constituer son discours et structurer sa parole, du manque de signifiant pour désigner l'objet de son désir. Ce manque est la cause de sa parole au point que J. Lacan avance à cette occasion que « toute affirmation est une demande [10] ». Ce signifiant manquant, refoulé, représente le renoncement du sujet à être l'objet de jouissance de l'Autre. Le sujet se trouve pris dans la convergence entre des interrogations croisées à l'égard de l'Autre, à l'égard de ce qui structure sa parole et qui est marqué d'un manque : « Je me demande ce que tu es » et « je te demande qui je suis ». L'absence de réponse possible de l'Autre, puisqu'il est un lieu de langage [11], contraint le sujet, cerné par cette convergence au point de son désir, à la constitution de la formule grammaticale du fantasme. La formule indéfinie du fantasme « on bat un enfant » se structure

9. Lacan, *D'un Autre à l'autre*, séminaire des années 1968-1969, inédit.
10. *Ibid.*
11. L'absence de réponse de l'Autre correspond au temps où le sujet a pu faire l'expérience de la structuration langagière de l'Autre et de sa parole, et c'est au sein de cette expérience qu'il se confronte à l'impossibilité de l'Autre de nommer le signifiant refoulé qui sert d'assise à sa parole.

sur un temps élidé, comme l'a démontré S. Freud [12], et comme l'a développé J. Lacan [13]. Ce temps de convergence de questions du sujet, sans réponse possible, le conduit à construire sa propre réponse avec les outils langagiers à sa disposition. Il constitue ainsi un scénario imaginaire qui va servir de représentation et de visée à son désir. Ce scénario imaginaire du fantasme est chargé de la dimension sexuelle phallique de l'objet du désir.

Ce qui est une « convergence de demandes » est aussi une « convergence de pulsions ». Ceci ne pose pas de problème théorique puisque J. Lacan écrivait la pulsion structurée par la demande $<>D, comme « l'écho dans le corps de l'enfant de la structure langagière de l'Autre [14] ».

Ce qui est plus stimulant pour nous consiste à rapporter ceci au parcours de l'enfant dans ses rapports à l'Autre, et à la structure du discours de l'Autre par les différents orifices du corps et par la partialisation des pulsions.

Primauté de la pulsion d'invocation

La pulsion d'invocation affirme sa prédominance, puisqu'elle est corrélée pour le sujet au recours à la métaphore chez l'Autre, une fois qu'il est inscrit dans le symbolique. Ce bouclage pulsionnel, l'accès par le sujet au maniement de la métaphore pour son propre chef, permet le jeu métaphorique des différents temps pulsionnels, par les orifices du corps. Dans ce parcours, l'enfant peut rencontrer, dans une pulsion ou dans une autre, les résistances imaginaires de celui qui incarne pour lui, dans le réel, l'Autre symbolique. Ce poids de l'imaginaire de l'Autre fait obstacle pour le sujet à ce qu'il puisse

---

12. S. Freud, « On bat un enfant », dans *Psychose, névrose et perversion*, Paris, PUF, 1978, p. 219-243.
13. J. Lacan, *La logique du fantasme*, séminaire de l'année 1966-1967, inédit.
14. J. Lacan, *Le sinthome*, séminaire de l'année 1975-1976, inédit.

se référer rigoureusement aux inscriptions littérales de ce qui cerne en lui le vide de l'objet. C'est ce que nous avons vu précédemment concernant la névrose obsessionnelle.

La convergence des pulsions est donc la convergence et la superposition des vides autour desquels les différentes pulsions peuvent se boucler, *via* les différents orifices du corps du sujet. Il semble plus juste de parler de la convergence ou de la superposition des vides des pulsions visant le même vide chez l'Autre, cerné de manière différente et partielle par les différentes pulsions. Cette convergence vient donc se caler sur le vide qu'a aménagé, dans une antériorité logique, la pulsion d'invocation.

Nous voyons donc que l'intrication pulsionnelle de S. Freud nécessite la convergence des pulsions, construite sur le bouclage de la pulsion d'invocation qui est elle-même le fruit de la métaphore chez l'Autre. Cette référence à la métaphore rend compte de la perte radicale qui constitue le sujet du fait de son inscription dans le symbolique, et elle offre les signifiants – des signifiants qui sont imprégnés de la marque du signifiant exclu – comme des instruments qui vont permettre que se bouclent les circuits pulsionnels autour d'un manque dans l'Autre. La structure du langage et la « phonction de phonétisation [15] » s'offrent donc au sujet comme des instruments nécessaires pour le bouclage de toutes les autres pulsions, pulsion d'invocation en premier. La « convergence des pulsions » trouve dans la structure du fantasme une trame imaginaire comme ersatz du signifiant phallique refoulé.

La convergence comme condition aux intrications pulsionnelles

Ce lieu de convergence est une condition de nombre d'intrications pulsionnelles. Il permet au sujet le passage d'une pulsion à une autre, sur le fond d'une métaphore assurée.

15. *Ibid.*

La convergence d'évidement des circuits pulsionnels se trouve en regard de la décomplétude symbolique du fantasme où le sujet ajuste son désir, sur une complétude imaginaire phallique. Le lieu de la convergence est une condition de la sublimation, quand le sujet consent à se priver du recours à l'unification imaginaire qu'il retire de l'appui de son fantasme. Il consent à ce que les pulsions se bouclent sur un vide, et nous avons vu que la sublimation est l'exemple même de la satisfaction de la pulsion. Le lieu de la convergence pulsionnelle est, pour le sujet, à la fois un préalable à la mise en place de son fantasme, et ultérieurement un préalable aux conditions de la sublimation.

Nous avons implicitement mentionné une intrication pulsionnelle entre la pulsion d'invocation et la pulsion motrice. Initialement, la pulsion motrice compte pour son trajet dans l'Autre sur la structure langagière qui assure la tonicité axiale de son corps, avant que les paroles de la mère et la pulsion d'invocation qui mobilise autrement la structure langagière de l'Autre, appellent l'enfant. La pulsion d'invocation s'intrique donc à la pulsion motrice, en commentant les mouvements du corps et en les anticipant.

La convergence des pulsions permet au sujet une intrication pulsionnelle. Elle lui permet de passer d'une pulsion à une autre dans la mise en jeu de sa subjectivité. J'ai déjà souligné comment le langage courant en témoigne : « Je *vois* mieux ce que je veux *dire*. » Cette intrication suppose le bouclage préalable de la pulsion d'invocation et la mise en place de la métaphore. C'est à ce prix que l'enfant peut « lire » sur les lèvres de sa mère ce qu'elle lui dit, il peut « boire » ses paroles.

Nous avons mis en évidence dans le fil de ce travail que la possibilité d'articulation grammaticale des différentes pulsions, entre les formes active, passive et pronominale du verbe, témoigne du recours initial à la métaphore. Ce faisant, elles révèlent l'intrication de la pulsion d'invocation à leur propre circuit, par les outils métaphoriques qu'elle met à leur disposition.

C'est à ce type d'intrication que se rapporte l'apprentissage de la lecture. Le travail passionnant et rigoureux de A.-M. Picard apporte ici son éclairage [16]. Elle souligne et rapporte, en référence à S. Freud, comment l'apprentissage de la lecture associe la phonétisation des combinaisons des lettres lues – ce qui suppose un regard qui « lise », et ne fait pas que « voir » – et la mémoire des sons utilisés dans sa parole. Elle rappelle et commente les remarques de S. Freud :

« L'apprentissage de la parole se fait par la mémorisation de perceptions orales et la reproduction, par la répétition, de l'image acoustique perçue jusqu'à ce que l'image kinesthésique *(image musculaire de la phonation)* fasse ressembler modèle et copie, l'apprenti parleur s'écoutant et se sentant musculairement parler ; pour l'apprentissage de l'alphabet, l'épellation associe l'image visuelle des lettres avec des sons qui vont rappeler inévitablement l'image acoustique de sons déjà connus ; pour la lecture du mot, le processus s'avère le plus complexe de tous. « Nous apprenons à lire en reliant, d'après certaines règles, une suite de représentations d'innervations verbales et de représentations motrices verbales, que nous recevons en prononçant les lettres une à une, de sorte que se forment de nouvelles représentations motrices verbales. Dès que ces dernières ont été prononcées, nous découvrons par l'image sonore de ces nouvelles représentations verbales que les images verbales motrices et sonores ainsi obtenues nous sont connues depuis longtemps et qu'elles sont identiques à celles qui sont utilisées durant le processus de parler. Ainsi nous associons à ces images de langage, que nous avons obtenues en épelant, la signification attachée aux sons verbaux primaires. À présent nous lisons tout en comprenant [17]. » Ainsi, seule la phonation permettrait de faire le lien cognitif avec les mots que

---

16. A.-M. Picard, *Lire, délire, psychanalyse de la lecture*, Toulouse, érès, 2010, 180 p.
17. S. Freud, *Contribution à la conception des aphasies*, Paris, PUF, 1987.

l'on a mémorisés, grâce à l'apprentissage de la lecture. « Le mot lu est bien à proprement parler le reste mnésique du mot entendu [18] », « Le mot lu reste de l'entendu vu [19] ».

La désintrication pulsionnelle freudienne

La désintrication pulsionnelle que mentionne S. Freud, à propos de la névrose obsessionnelle, consiste en ce que le poids de l'influence de l'imaginaire de l'Autre dans un champ pulsionnel met en défaut la convergence pulsionnelle. La pulsion concernée ne peut se boucler en circuit et le sujet reste piégé dans le second temps de la pulsion, sans pouvoir boucler le circuit, tandis que la structure de sa parole manque d'une rigueur symbolique pour rendre compte du caractère insaisissable de l'objet du désir. L'objet de la pulsion incriminée insiste pour se substituer, par sa positivation, à la place de l'objet perdu, que ce soit l'objet anal comme nous l'avons rapporté par les remarques de S. Freud, ou l'objet oral dans l'hystérie. La logique du désir du sujet reste en partie dérivée et fixée dans ce champ pulsionnel, tandis que son discours reste privé du recours au tranchant du signifiant phallique qui permettrait de rendre compte du vide de l'objet, qu'il soit réduit à la lettre pour l'obsessionnel, ou imaginarisé pour l'hystérique.

Ce que la clinique nous amène à mettre en évidence dans ce travail est sensiblement différent et mériterait plutôt d'être désigné comme un « désamorçage symbolique des pulsions » ou plus précisément comme un « désamorçage de la métaphore chez l'Autre dans la pulsion d'invocation ».

Le désamorçage symbolique des pulsions

La désintrication pulsionnelle à laquelle S. Freud se réfère se rapporte à des conditions où le sujet a trouvé dans le discours

---

18. S. Freud, « Le moi et le ça », dans *Essais de psychanalyse,* Paris, PBP, 1981, p. 219-275.
19. A.-M. Picard, *op. cit.*

de l'Autre le pont métaphorique qui permet à la pulsion d'invocation la traversée de l'Autre et son retour vers le sujet dans une identification transitive possible. Elle permet par la suite la mise en jeu des allers et retours des différents temps pulsionnels pour les autres pulsions.

Nous avons vu la prédominance de la pulsion d'invocation dans la convergence pulsionnelle. Dans la clinique qui nous intéresse ici, c'est la voix, comme vecteur de la parole, qui fait défaut au sujet. Le sujet reste clivé dans les symptômes-out, les *acting-out* ou les passages à l'acte entre l'insistance d'une structure langagière impérative qui le pousse à l'acte et une tentative de bouclage d'une pulsion, que ce soit la pulsion scopique dans les premiers cas, ou la pulsion motrice, dans l'hyperactivité, comme nous avons pu le montrer. Si la pulsion d'invocation ne peut compter en l'Autre sur le pont que lui procure la métaphore de l'Autre, le sujet reste privé de voix, privé du recours à la parole, et cherche dans les autres pulsions, la pulsion scopique ou la pulsion motrice, le bouclage autour d'un vide qui soit un substitut de la métaphore à laquelle il ne peut se référer dans le discours de l'Autre.

Le temps logique où se situe cette clinique est antérieur au temps qui serait marqué pour le sujet par les embarras symptomatiques du désir. Ce n'est pas le temps du sujet du désir, mais le temps de constitution du sujet de l'inconscient, le temps de l'identification transitive du sujet à l'Autre, comme « nouveau sujet » ou sujet nouvellement surgi. Les tentatives de bouclage du circuit de la pulsion se situent dans la mise en place du « sujet de l'inconscient[20] », comme un temps logique d'identification à l'évidement de l'Autre, et donc comme un temps logique d'évidement de la place de l'objet *a*, qui est un préalable à la mise en place de l'objet du désir et du sujet du désir.

Il faut toutefois préciser qu'il s'agit d'un désamorçage de la métaphore dans l'Autre, dans le discours de l'Autre. Il ne s'agit pas d'une absence complète de la métaphore, car nous nous

20. J. Lacan, *Les quatre concepts fondamentaux de la psychanalyse*, Paris, Le Seuil, 1973.

trouverions dans la psychose. L'inscription du sujet dans le symbolique suppose l'efficience initiale de la métaphore. La mise en place de la pulsion est concomitante de cette métaphore, et c'est à ce titre-là que nous parlons de pulsion et de partialisation de la pulsion. De même, j'ai déjà souligné comment la structure de la mise en scène du symptôme-out ou de l'*acting-out* ménage un vide, qui fait référence à « l'essieu » de la construction de la perspective d'un tableau [21]. La constitution de ce vide de la mise en scène s'offre au regard du témoin, s'offre au bouclage pulsionnel du regard de l'Autre. Elle suppose donc cet Autre susceptible de « lire » ce qui est montré ainsi ; elle suppose cet Autre décomplété dans le regard.

Nous voyons donc que cette clinique consiste dans « un désamorçage symbolique des pulsions » du fait du « désamorçage de la métaphore chez l'Autre dans la pulsion d'invocation ».

Le recours à la pulsion scopique ou à la pulsion motrice pour tenter de boucler son circuit sur un vide structurel de l'Autre est lié à la proximité structurale qu'a « la voix » avec les objets « regard » et l'« équilibre », qui tous trois ne sont pas spécularisables.

Nous avons vu, en reprenant précédemment l'opération de la métaphore, comment le second temps de celle-ci pouvait donner lieu à un désamorçage si le discours de l'Autre ne restait pas décomplété et structuré par un manque désigné par $S(\not{A})$ dans le second facteur.

$$\frac{\text{Nom-du-Père}}{S(\not{A})} * \frac{S(\not{A})}{\text{Signifié au sujet}} \Rightarrow \text{Nom-du-Père}\ \frac{(\not{A})}{\text{Phallus}}$$

C'est le cas lors du recours à un objet réel de jouissance, comme c'est le cas dans la toxicomanie ou l'alcoolisme.

C'est le cas si la fétichisation d'un objet, ou la fétichisation d'objets successifs comme la multiplicité des « gadgets » actuels, vient se substituer à $S(\not{A})$.

21. J. Lacan, *L'objet de la psychanalyse*, séminaire des années 1965-1966, inédit. J.-M. Forget, *L'adolescent face à ses actes et aux autres*, Toulouse, érès, 2005.

C'est également le cas si un terme, un mot, une expression fétichisés viennent faire écran à l'inscription d'un manque dans le discours de l'Autre. Nous en avons vu l'exemple chez un enfant hyperactif, dont l'absentéisme scolaire était successivement interdit, et autorisé.

C'est aussi le cas si des slogans dans le discours social se présentent comme des clefs du discours et deviennent des impératifs qui commandent, se refusant à toute réflexion dialectique, comme le sont actuellement « la parentalité », « le droit de l'enfant », « l'intérêt de l'enfant », etc.

Dès lors, le désamorçage de la métaphore, par la complétude du discours de l'Autre, n'exige plus de recours à l'instrument de la parole, ni à la sexualité, pour rendre compte d'un manque désormais éludé. Et la perte, dont le manque ne rend plus compte, insiste dans le clivage de ces manifestations.

Le « désamorçage symbolique des pulsions » correspond au « désamorçage de la métaphore chez l'Autre dans la pulsion d'invocation » et rend compte d'une clinique spécifique et délicate. Car il s'agit, pour aborder ces manifestations, de pouvoir réintroduire la mise en jeu de la métaphore, pour permettre au sujet la réappropriation de sa voix et de sa parole et la structuration d'un symptôme. La formulation rigoureuse de la « pulsion » d'invocation témoigne sans ambiguïté de l'inscription du sujet dans le symbolique.

Nous voyons donc se dégager trois registres distincts de manifestations symptomatiques liés soit :
– à la « désintrication pulsionnelle », comme S. Freud l'a proposée et qui concernerait la clinique classique et la névrose ;
– à la « dé-spécification pulsionnelle », comme en rendent compte M. Czermak et ses collaborateurs[22], et qui s'observerait plus spécifiquement dans le domaine de la psychose ;
– au « désamorçage symbolique des pulsions » qui recouvre le « désamorçage de la métaphore chez l'Autre dans la pulsion

22. S. Hergott, J.-J. Tyszler, M. Czermak, *op. cit.*

d'invocation » et que nous avons constaté dans les manifestations cliniques particulières décrites dans cet ouvrage.

Plusieurs exemples illustrent le désamorçage symbolique des pulsions et le désamorçage de la métaphore chez l'Autre dans la pulsion d'invocation.

Au début de ce travail, j'ai présenté le cas d'un enfant, mettant en scène la violence d'un père qui le prive de la parole pour dire son désarroi. La mise en scène de l'identification du trait de violence du père, lié au clivage, illustre la structure d'un symptôme-out, constitué comme l'*acting-out*, mais où le trait de la monstration est imaginaire et non réel comme dans l'*acting-out*.

J'ai aussi évoqué le cas d'une jeune femme endossant en permanence une responsabilité d'emprunt, comme un trait d'identité, et qui traitait dans le déni la référence à la responsabilité de son désir, dans le même type de mise en scène.

De même, j'ai déjà présenté [23] une adolescente qui n'avait pu faire valoir les questions de sa féminité à l'égard de sa mère autrement que par un alcoolisme, qui pendant quatre ans avait mis en scène la figure féminine de la grand-mère alcoolique. De même, la jeune homosexuelle de S. Freud [24] s'était montrée, pendant trois ans et demi, une parfaite petite mère pour un enfant d'amis de la famille, pour manifester sa féminité de manière à déjouer la jalousie de la mère. Là encore, le trait de la mise en scène est un trait d'identification imaginaire qui est frappé d'un déni par le sujet.

Auparavant, j'avais pris l'exemple princeps d'*acting-out* de l'adolescent qui vole du haschisch à son père pour dévoiler dans une mise en scène la transgression du père qu'il ne peut livrer en paroles puisque le représentant symbolique des lois de la parole est en défaut. L'objet du père est réel.

---

23. J.-M. Forget, *op. cit.*
24. S. Freud, « Psychogenèse d'un cas d'homosexualité féminine », dans *Psychose, névrose et perversion*, Paris, PUF, 1978, p. 245-270.

Ou l'exemple d'une jeune fille arrêtée par la police avec un chien dangereux qui « mord », comme mise en scène d'un « mort » dont la mère n'a jamais consenti à faire le deuil. L'objet réel est chargé des traits symboliques de l'objet perdu.

Nous pouvons aussi illustrer le « désamorçage symbolique des pulsions », ou le « désamorçage de la métaphore chez l'Autre dans la pulsion d'invocation » dans la mise en place du symptôme-out que présente l'anorexie mentale dans son installation initiale.

4

L'anorexie mentale

Les remarques qui suivent tentent de rendre compte du fond de la structure de l'anorexie mentale au début de ses troubles. Il s'agit d'identifier cette manifestation dans sa spécificité, alors qu'elle peut aussi se rencontrer comme symptôme latéral dans d'autres problématiques, comme l'hystérie. Il s'agit aussi de différencier les caractéristiques structurelles d'une telle manifestation quand elle se déclare, de ce qu'elle peut devenir quand, par exemple, le seul champ pulsionnel de l'oralité est sur le devant de la scène. Le polymorphisme initial des ébauches pulsionnelles semble alors réduit à une seule dimension, ce qui peut faire supposer, à tort, qu'il s'agit alors d'une clinique et d'une problématique différentes.

L'anorexique prétend se nourrir de rien et révèle et dénonce par ce rien ce qui fait défaut dans la structure du discours qui la concerne ; elle en fait la monstration par son corps, « la seule chose qui m'appartienne [1] ». Le corps, comme je l'ai déjà rappelé, est dénaturé. Il consiste pour le sujet dans l'inscription

1. Justine, *Ce matin j'ai décidé d'arrêter de manger*, Paris, Oh ! éditions, 2007, 150 p.

à ses orifices des lettres qui témoignent de ce qui est radicalement perdu dans le rapport à l'Autre. Le corps de chacun possède donc une géographie singulière. Le détour de la parole auquel consent le sujet pour accéder à une satisfaction le conduit inexorablement à rater ce qui serait un accès direct au réel de l'objet. Tenir compte de la faim, tenir compte d'un manque intérieur témoigne d'un tel détour. L'anorexique n'a pas accès à cette prise en compte et semble s'y refuser. « La faim disparut, laissant place à une joie torrentielle. J'avais tué mon corps. Je le vécus comme une victoire époustouflante[2]. » Il s'agit pour elle d'un défaut de recours à la parole, du fait du désamorçage de la métaphore dans la structure langagière de l'Autre, comme nous en avons précédemment étudié les ressorts.

Elle ne peut compter sur le rien dont témoigne la métaphore dans le discours de l'Autre. Le défaut d'assimilation de ce rien, qui conditionne la parole et la voix, la freine pour absorber l'aliment, puisqu'elle n'est pas assurée de sa représentation. Pour que l'absorption de l'aliment puisse assurer la satisfaction de la pulsion orale et pas seulement du besoin alimentaire, il faut qu'elle s'associe à l'absorption de l'instrument qui permet la représentation de l'objet perdu. C'est la structure de la métaphore de l'Autre, *via* la voix et la parole de l'Autre, de la mère, qui doit être assimilée pour que la pulsion se boucle sur un vide et y trouve satisfaction. C'est ce défaut d'assurance de la métaphore dans l'Autre qui interdit à l'anorexique l'absorption d'un aliment car la pulsion orale ne pourrait se boucler sur le vide du circuit par défaut de métaphore. L'anorexique illustre qu'elle est privée de référence à la métaphore qui structure la voix et la parole chez l'Autre.

La jeune fille ou la jeune femme – c'est une manifestation qui correspond au champ du féminin, nous donnerons une explication à cette prédominance féminine – n'a plus recours à la structuration de la parole, *via* la pulsion d'invocation, pour

---

2. *Ibid.*

trouver l'assise de son identité et de sa féminité. Elle tend à susciter une décomplétude dans le champ des différentes pulsions qui se trouvent désarrimées de leur rapport à la parole alors que la portée symbolique de sa quête lui reste étrangère, dans le clivage. Les différentes tentatives pulsionnelles cherchent à se boucler sur une décomplétude chez l'Autre. Elles restent étrangères à la dépendance des signifiants de l'Autre, qui prennent une valeur impérative du fait du désamorçage de la métaphore. Le clivage met en scène la division subjective de l'Autre sur laquelle le sujet ne peut compter.

Cette manifestation est donc la conséquence du défaut d'articulation de la pulsion d'invocation du sujet à la métaphore de l'Autre. Une mère me disait : « Ma fille a toujours mangé exactement la même chose que moi. » Rigoureusement parlant, cet énoncé est faux ou laisse entendre que la mère et la fille auraient strictement la même bouche. Les pulsions ne sont plus vectorisées par le trait signifiant de la division subjective. Elles ne sont plus des expériences partielles où le sujet expérimente dans les différents orifices de son corps la décomplétude du discours de l'Autre, dans un bouclage de la pulsion dans un circuit acéphale. Ici, les pulsions cherchent, chacune à son propre compte, à susciter la décomplétude dans le champ partiel qui est le sien, sans avoir l'assurance symbolique d'un discours décomplété, qui tienne compte d'un manque.

C'est le réamorçage de la métaphore dans le rapport à l'Autre, dans un transfert, qui permet de réarticuler la pulsion d'invocation à la structure langagière de la parole. Plus précisément, il s'agit d'aménager un temps préalable où puisse se mettre en place le transfert. Le psychanalyste y est mis à l'épreuve dans sa structure d'être de parole, comme je l'ai déjà évoqué. Ce temps permet au sujet de s'assurer de la fiabilité de la parole de l'Autre. Les différentes pulsions trouvent dans le transfert la possibilité d'un lieu de convergence entre elles pour permettre l'évidement du sujet de l'inconscient et que la structure du désir offre une vectorisation des pulsions du sujet, jusqu'alors anorexique : « La voix de haine que l'anorexie avait chloroformée pendant deux ans se réveilla et m'insulta comme jamais[3]. » La parole trouve à s'inscrire dans un corps jusqu'alors inhabité, comme me le disait une jeune fille sortie désormais de tels troubles : « Je me sens belle. »

Cette manifestation qu'est l'anorexie a la particularité de mobiliser l'ensemble des circuits pulsionnels, sur le même mode, mais chacun pour son propre compte, dans une tentative de bouclage du circuit. Il s'agit d'une forme particulière de ce que j'ai déjà proposé de définir comme un symptôme-out et que j'ai évoqué au début de ce travail, où à défaut de compter sur une métaphore de la structure langagière de l'Autre, le sujet met en scène et adresse au regard de l'Autre un objet qui peut être imaginaire ou symbolique et dont il ne veut rien savoir, au sens du déni ou du clivage. L'objet de la monstration est ici le rien dont l'anorexique veut se nourrir. L'objet, comme rien, est un pur objet symbolique, qu'elle réduit ici au réel de l'aliment. Le clivage met en scène l'altérité de la division subjective de l'Autre sur laquelle le sujet ne peut compter pour rendre compte de cet objet. La différence de cette manifestation avec l'*acting-out* est que, dans ce dernier, la mise en scène est celle d'un objet réel. La différence avec le symptôme est le clivage, qui est la mise en scène de la division subjective de l'Autre à laquelle le sujet ne peut se référer pour structurer un symptôme à proprement parler. Le symptôme reste « out » de cette manifestation, sa structuration nécessiterait le recours à la métaphore de l'Autre.

Habituellement, le symptôme-out se limite au déplacement de l'échec du bouclage de la pulsion d'invocation sur la pulsion scopique, dans la mise en scène et le clivage.

Dans l'anorexie, le défaut de recours à la métaphore dans le discours de l'Autre a comme conséquence une recherche de bouclage des pulsions dans tous les champs, que ce soient l'invocation, l'oralité, l'analité, la motricité et bien entendu la spécularité.

3. A. Nothomb, *Biographie de la faim*, Paris, Livre de Poche, 2006.

Le défaut de bouclage des pulsions

Pour faire le tour des quêtes pulsionnelles de l'anorexique, il est important de le faire avec rigueur. C'est le désamorçage de la métaphore de l'Autre qui ne permet pas le bouclage de la pulsion d'invocation et qui est central dans le recours aux autres pulsions pour tenter un tel bouclage. Les commentaires où « manger » se substitue à « parler » ne doivent donc pas nous faire supposer qu'il s'agit ici de l'intrication d'une pulsion à une autre. La substitution de l'une à l'autre pour rechercher la décomplétude dans un autre champ pulsionnel nous renvoie à ce qui en est la cause, c'est-à-dire au défaut d'articulation de la pulsion d'invocation à la métaphore chez l'Autre.

Par ailleurs, quand nous nous référons aux commentaires que les anorexiques font de leurs manifestations, ce sont des commentaires proposés après coup. Ils correspondent à un temps où elles retrouvent dans le transfert un recours à la métaphore qui leur faisait défaut auparavant. La possibilité de parole qui est nouvelle ne doit pas nous faire oublier que celle-ci leur manquait jusqu'alors.

Dans la pulsion d'invocation de l'anorexique, l'appel à l'Autre se trouve rabattu sur les lettres de l'Autre, sur les signifiants de l'Autre désarticulés de leur rapport à la parole et à la phonétisation. L'appel est réduit à une avidité de la lettre, sans cesse : « Je décidai de manger tous les mots. Je lus le dictionnaire en entier… Il s'agissait de le lire en entier dans l'ordre strictement alphabétique, histoire de n'en perdre aucune miette [4]. » La pulsion ne peut que tourner « à vide » suivant les lettres de l'Autre, elle ne se boucle pas autour d'un vide de l'Autre.

J. Bergès prend l'exemple d'une jeune femme qui mange avec une amie et qui s'arrête de manger quand l'autre s'arrête parce qu'elle n'a plus rien dans son assiette, alors qu'elle-même

4. *Ibid.*

n'a pas fini. Cette jeune femme mastiquait en étant entraînée par la mastication de l'autre. Elle disait : « Être embrayée à la machine de l'autre[5]. » La mastication de son amie était « sa manière à elle de parler, et de trouver dans l'Autre... les mouvements de ses lèvres[6] ». Dans cet exemple, la motricité mimétique souligne, chez cette jeune femme, un rapport imaginaire à l'autre, en miroir. Elle trouve dans l'Autre un automatisme mécanique à la place de l'articulation langagière qui lui fait défaut. Ce sont à la fois le désamorçage de la métaphore dans le défaut de la structure langagière de l'Autre et les effets de ce désamorçage sur la pulsion d'invocation, rabattue sur la mastication mimétique.

Dans la pulsion orale, l'objet qui pourrait alimenter l'anorexique est dévoilé comme un rien. Elle se nourrit de rien. Ce rien, qui résulterait de l'opération de la métaphore, est sacralisé, mais il reste cantonné dans le réel à défaut de pouvoir être articulé à la parole : « [...] Parce que j'ai encore faim et que je lutte contre cette faim, pendant qu'ils me forcent[7]. » Quand il se présente, le vomissement atteste la consistance de ce rien qu'elle ne peut s'approprier, du fait du désamorçage de la métaphore chez l'Autre. « Elle tente de se ressaisir comme sujet en procédant à l'évanouissement de l'objet[8] », puisqu'elle n'appréhende que l'objet réel. Une jeune femme me disait qu'avec l'apaisement que lui procurait l'absorption de nourriture dans un moment de boulimie lui venait l'impression d'avoir mangé « quelque chose qu'il ne fallait pas ». Ce qui déclenchait des vomissements. Ayant rabattu sa quête de parole et de reconnaissance par l'Autre sur l'aliment, ou sur la satisfaction du besoin, elle avait l'impression qu'en faisant dispa-

---

5. J. Bergès, Conférence préparatoire du 22 mars 1997, dans *Disparité clinique de l'oralité. Le trimestre psychanalytique,* n° 3/4, Paris, Éditions de l'ALI, 1997, p. 43-80.
6. *Ibid.*
7. Justine, *op. cit.*
8. J. Bergès, *op. cit.*

raître l'objet qu'elle absorbait, elle faisait disparaître toute représentation de l'objet. Elle annihilait ainsi toute référence au symbolique. Le vomissement était sa tentative de réintroduire dans son corps le rien dont l'aliment absorbé ne pouvait plus rendre compte.

Quant à la pulsion motrice, l'axe du tube digestif se présente comme la stature du corps alors que celui-ci n'est pas érigé par la phallicisation du trait de la parole. Une jeune femme angoissée du regard des autres dans les repas qu'elle pouvait partager, passait par des phases de dépersonnalisation qui tranchaient avec des moments où, sous l'effet d'une motricité impérative, elle se précipitait dans les toilettes pour vomir. Elle était alors prise de « nausées » incoercibles, elle était pétrifiée de « n'oser » parler, sous la forme de strictions de l'estomac, de la gorge et des mâchoires. Le défaut de recours à la métaphore dans l'Autre prive le sujet de la parole qui assure habituellement la tenue de son corps, comme nous l'avons vu, et qui ordonne sa motricité ; c'est la contraction du tube digestif qui sert désormais d'ersatz à la tonicité de l'axe de son corps.

Nous pouvons noter une particularité de la pulsion motrice chez l'anorexique qui, dans sa recherche d'« équilibre », se boucle sur un trait positivé chez l'Autre. La positivation de ce trait vient là où est attendue la consistance de la métaphore qui pourrait faire pont, comme nous l'avons vu. Là où est recherchée la structure symbolique de l'Autre, c'est un trait imaginaire du corps de l'Autre, qui commande et qui s'oppose au bouclage du circuit de la pulsion. Nous trouvons confirmation de ce que nous avons avancé, que le circuit pulsionnel de la motricité traverse la structure symbolique de l'Autre et en révèle la consistance. C'est dire aussi que l'équilibre factice de l'anorexique se cale sur la positivation du phallicisme du corps de l'Autre, de la mère notamment, et qu'elle se trouve en « résonance » avec ce qui entretient le désamorçage de la métaphore chez l'Autre. C'est à ce titre que, quand J. Bergès parle de désintrications des pulsions dans l'anorexie, il rapporte cette notion à « l'importance centrale des glissements entre les objets de la demande de la patiente et ceux du désir de sa mère[9] ». Nous trouvons aussi l'illustration de ce qui est évoqué précédemment dans ce travail à propos de la métaphore : un comblement de la décomplétude du discours de l'Autre dans le second temps de la métaphore désamorce celle-ci, comme pouvaient le susciter les propos d'une mère disant : « Ma fille a toujours mangé la même chose que moi. »

Dans la pulsion anale, qui est le champ de la maîtrise, l'anorexique exerce sa surveillance sans fin, puisque le désamorçage de la métaphore chez l'Autre ne lui permet pas de l'appliquer à un objet qu'elle puisse se représenter. Sa maîtrise s'exerce sur les chiffres qui se substituent aux représentations de l'objet. Les échanges avec l'Autre sont réduits aux comptes, aux chiffres, au chiffrage du poids, des pertes, des trop : « Je vois dégringoler sous mes yeux comme dans les machines à sous tous les chiffres de la table des calories[10]. »

Dans la pulsion scopique, outre le rapport imaginaire à l'autre, comme nous l'avons vu, l'anorexique « accroche le regard ».

La pulsion scopique chez l'anorexique

Nous pouvons examiner soigneusement les particularités que développe cette pulsion.

L'anorexique « accroche » le regard de l'Autre, elle rencontre un regard qui se veut attentif à elle, qui se fait témoin d'elle. Dans le temps où elle accroche le regard de l'Autre, elle le surveille avec une défiance permanente, ce qui charge son regard propre d'une fixité anxieuse. Le regard de l'interlocuteur, si ce n'est l'interlocuteur même, devient partie intégrante de la manifestation symptomatique.

---

9. J. Bergès, « Que nous apprend l'anorexie sur l'oralité ? », dans *Disparité clinique de l'oralité. Le trimestre psychanalytique,* n° 5/6, Paris, 1997, p. 147-153.

10. Justine, *op. cit.*

L'anorexique offre, par ce qu'elle donne à voir d'elle-même, un écart où le regard de l'Autre puisse s'accrocher. L'écart offert à l'observateur nous renvoie à ce que j'ai déjà mentionné précédemment dans les remarques sur la pulsion scopique et sur la mise en scène. La structure d'un tableau ménage un écart entre le cadre du tableau et la scène qui s'y inscrit. C'est « l'essieu » que J. Lacan mentionne à propos du tableau de Vélasquez « Les Ménines [11] ». C'est l'écart entre le peintre qui s'est peint dans le tableau comme regard et le cadre qui permet que la pulsion scopique de l'observateur puisse se boucler et faire le tour de ce vide.

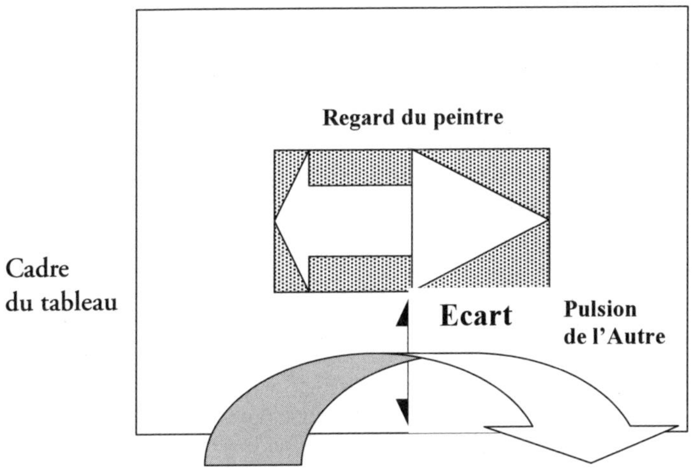

Si l'anorexique suppose que la pulsion de l'autre peut venir se boucler autour de ce vide, c'est qu'elle suppose que cet autre est lui-même ordonné par la structure langagière, en ce que l'autre peut « lire » ce qui est ainsi mis en scène. Si nous nous référons aux propos de M. Czermak disant que l'anorexie correspond à une absence de discours entre l'organe et la fonc-

11. J. Lacan, *L'objet de la psychanalyse*, séminaire des années 1965-1966, inédit.

tion, nous voyons bien que la visée de l'anorexique serait de chercher la référence à un discours qui est jusqu'alors absent de son rapport à l'autre.

Le vide de la chair

Nous pouvons préciser ce qui structure un tel écart offert au regard de l'Autre. Dans un livre autobiographique[12], une jeune femme nous en propose une formulation très éclairante : « Je voulais toucher ce corps que je voyais dans la glace et je ne comprenais pas pourquoi j'avais ce reflet en face de moi. »

Par cette formulation, elle laisse entendre un écart entre deux images. L'image de son corps décharné, qu'elle veut toucher, semble introduire une référence à la perte. Alors que l'image que lui renvoie le miroir est un simple reflet qui ne rend pas compte d'une telle perte.

L'image d'elle-même dans le miroir lui offre un reflet où elle ne se reconnaît pas.

Nous savons bien que le rapport du sujet à son image est marqué par une perte. J. Lacan l'a souligné [13], J. Bergès l'a rappelé [14]. Pour s'assurer de son image dans le miroir, l'enfant se retourne vers sa mère, vers son regard puis vers ses paroles, pour y trouver la confirmation de ce qu'il découvre dans cette image unifiante. Du coup, il perd la vision de son image pour trouver la confirmation de celle-ci dans le regard de sa mère. L'image se trouve ainsi chargée d'une perte et représente un manque. L'enfant se voit là où il n'est pas. De manière identique, la mère ne peut regarder simultanément l'enfant et

12. Justine, *op. cit.*

13. J. Lacan, « Remarque sur le rapport de Daniel Lagache », dans *Écrits,* Paris, Le Seuil, 1966, p. 647-684.

14. J. Bergès, *Le corps dans la neurologie et dans la psychanalyse*, Toulouse, érès, 2005, 398 p.

l'image qu'il découvre. Confirmer l'enfant dans l'assomption de son image la confronte à une perte et la divise. C'est le commentaire que la mère fait de cette image dans le miroir qui offre à l'enfant des mots, des signifiants, pour rendre compte de cette perte, et qui suscite l'inscription en lui des traits idéaux qui lui assurent l'assise de son narcissisme [15].

Le discours de l'Autre ne permet pas à l'anorexique d'entretenir la référence à une telle perte. J'ai déjà rapporté les propos d'une mère qui disait : « Ma fille a toujours mangé exactement la même chose que moi. » Le déni de la différence ne laisse pas de place à une fille pour se trouver reconnue dans sa singularité et dans la singularité de son image. Cet effet ne met pas en cause le temps initial de structuration de son image, puisqu'elle n'est pas psychotique ; il se manifeste dans la nécessité qu'elle a de chercher sans cesse la confirmation de son narcissisme dans le regard ou dans le discours tenu par l'Autre, notamment la mère. Car le rapport que le sujet entretient avec la métaphore qui le divise, comme le rapport qu'il entretient avec son image, sont remis sur le métier de manière incessante, en lien avec le discours dans lequel il est inscrit [16]. Nous avons vu ceci avec précision à propos de la pulsion d'invocation. La dépersonnalisation survient quand le sujet n'est pas assuré de la légitimité de son image dans le discours de l'Autre [17].

Dans la formulation précédente, « ce reflet en face de moi » témoigne que l'anorexique ne se reconnaît pas dans une image qu'elle a d'elle-même. Elle cherche les marques de sa singularité dans le « je voulais toucher ce corps que je voyais dans la glace ». Toucher ce corps la renvoie à une appréhension parcellaire du corps. Son corps est censé supporter des traits de féminité, cuisses, fesses, seins, etc. L'anorexique se plaint de ces

---

15. J. Lacan, « Remarque sur le rapport de Daniel Lagache », *op. cit.*
16. J.-M. Forget, « L'adolescent arrache à l'adulte sa légitimité », journée de l'ALI, Lille, 24 novembre 2007.
17. J.-M. Forget, « La dépersonnalisation à l'adolescence », dans *JFP*, n°4, Toulouse, érès, 1996, p. 20-22.

excès de forme alors qu'elle offre au regard de l'autre un corps marqué de pertes. Toucher ce corps est sa tentative de trouver l'inscription dans le corps d'une perte qu'elle voit de manière partielle dans la glace mais qui n'apparaît pas dans son image dans le miroir et dont le discours de l'Autre ne rend pas compte pour elle.

Elle se trouve piégée dans une sorte de diplopie entre une image « reflet » qui est sans référence à la perte et une image où elle cherche à faire inscrire une perte que le discours de l'Autre ne lui ménage pas.

L'anorexique est piégée dans un discours sans référence à la perte ; elle crée par son corps décharné un vide qu'elle offre au regard de l'Autre dans l'image « ce corps que je voyais dans la glace » ; elle tente de susciter dans le regard de l'Autre une lecture et une parole qui fassent référence à une perte symbolique qu'elle ne rencontre pas dans le discours de l'Autre.

Si le discours de l'Autre, si le discours qui concerne l'anorexique n'est pas marqué d'un manque, il devient impératif et direct. L'image qui est corrélée à un tel discours n'est plus marquée d'un manque, elle devient « toute », imaginairement phallique. Sur le fond d'une structuration d'un discours et d'une image qui ont été initialement marqués d'un manque, puisque l'anorexique n'est pas psychotique, vient se plaquer un discours impératif direct. Ce discours impératif impose à l'anorexique de se caler dans une image attendue d'elle, une image non structurée par la parole, une image directe, inversée.

Pour chacun, le rapport à sa propre image est marqué par le leurre de la symétrie, qui témoigne de ce que l'espace est ordonné par le symbolique. Dans le miroir, je vois ma main droite à ma droite, alors que si je considérais cette image comme étrangère à moi-même, elle devrait être à ma gauche, comme la main droite de mon interlocuteur. Chacun développe ainsi avec son image un rapport d'intimité, dans cette non-inversion. L'image que j'ai de moi-même est différente de celle qu'en a mon interlocuteur. Le rapport à ma propre image est marqué de cette inexactitude. Cette inexactitude est une sorte de filtre dans mon rapport aux autres et à la réalité. Mais ce filtre fait écran aux marques symboliques qui structurent la subjectivité. Il s'agit que de temps à autre ce filtre puisse s'entrouvrir pour que je réalise que l'autre est différent de ce que j'imagine, et que moi-même je suis étranger à ma propre image.

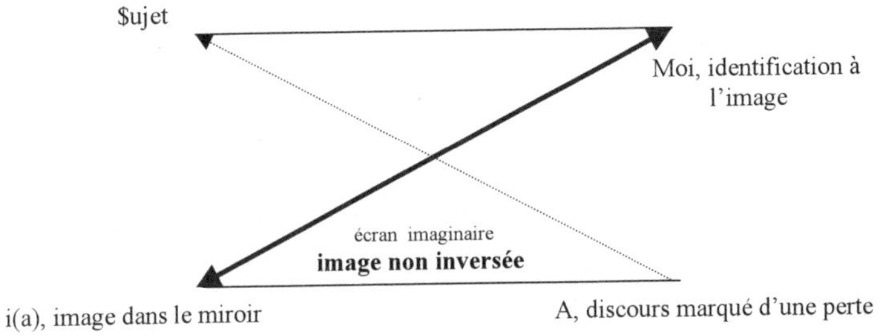

L'image, le sujet et l'Autre

Si l'image n'est pas structurée par la parole, si elle n'est pas prise par le leurre de cette non-inversion, le sujet, l'anorexique par exemple, se voit commandé par un discours impératif qui le contraint à se conformer à l'image directe que l'autre attend de lui. Du coup, le schéma se réduit à un regard impératif qui vient se plaquer et se superposer sur la dialectique habituelle du rapport du sujet à son image, étouffant cette dernière.

Ceci joue pour l'anorexique comme une chape perverse qui la prive d'une altérité reconnue par la parole de l'Autre et qui la fige dans l'image attendue d'un discours impératif.

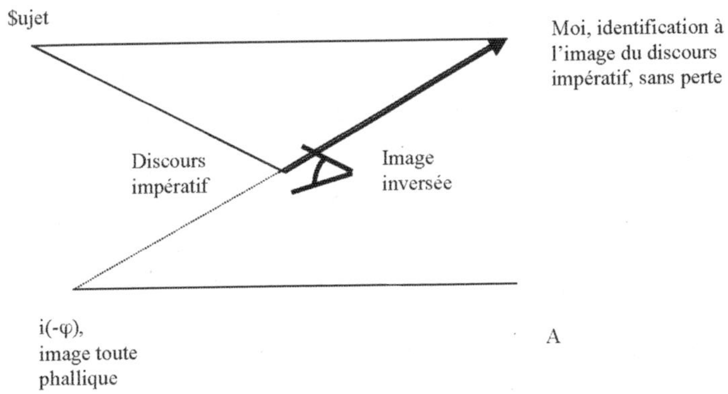

L'image chez l'anorexique

Nous pouvons trouver confirmation de cette hypothèse dans les propos de cette même Justine [18] : « Dans un miroir, je me vois plus grosse que je ne suis, alors que cette photo reflète ma maigreur, l'exacte vérité. » La vérité de la photo (comme image directe inversée) se substitue au leurre de l'image non inversée i(a). De même, une adolescente anorexique me disait ses préoccupations en palpant son propre corps, et me rapportait la fascination qu'exerçait sur elle l'image du corps de sa sœur aînée ; se réglant sur cette image directe, elle cherchait régulièrement à se glisser dans les vêtements de sa sœur, dans son pantalon moulant, pour éprouver la mesure de sa taille [19]. Nous trouvons des formulations analogues chez Amélie Nothomb [20] : « À la maison j'étais gavée de beauté humaine par le spectacle de ma mère et de ma sœur. Maman était une splendeur connue, une religion révélée à la lumière des foules. Je béais devant elle comme devant une statue, mais je m'abreuvais davantage à la joliesse de Juliette, qui m'étais plus accessible [...]. Consommer sa beauté ne l'altérait pas : je pouvais regarder ma mère pendant des heures, je pouvais dévorer des yeux ma sœur sans que lui manque ensuite le moindre morceau. » Ces propos font allusion à la quête, dans le champ du regard, d'un objet symbolique qui n'est pas quantifiable. Quand elle rencontre cet objet, elle cherche à le traiter dans le registre du comptage et s'étonne de l'absence de soustraction de chair quand elle « dévore des yeux ». Il s'agit de la quête, dans le registre scopique, d'un objet insaisissable qui ressortit au domaine de la parole.

Nous découvrons, dans le fil de ces remarques, une fétichisation de l'image de soi, par exemple dans l'attachement fétichiste d'une jeune fille aux chaussons d'une danseuse admirée :

---

18. Justine, *op. cit.*
19. Ce qui est à différencier du recours habituel des enfants plus jeunes à se glisser dans les vêtements des parents, sur fond de métaphore.
20. A. Nothomb, *op. cit.*

« Un soir je l'attendis dans les coulisses pour lui acheter les chaussons qu'elle venait de porter : sous mes yeux épris, elle les retira de ses pieds menus, elle me les dédicaça et m'embrassa [...]. Pieusement je ne portais rien d'autre que ses chaussons [...] j'éprouvais pour ainsi dire *l'étreinte* de ses pieds sur les miens [21]. » Elle manie ainsi l'objet fétichisé, non comme le ferait un garçon dans l'adoration ou la manipulation de l'objet, mais en se glissant dans « l'étreinte » de l'objet, en se glissant par déplacement, par métonymie, dans l'image directe de l'autre.

La diplopie de l'anorexique

L'anorexique se trouve donc dans son rapport au discours qui la concerne, dans son rapport au grand Autre, dans une sorte de diplopie entre une image de soi inversée, non structurée par le manque inscrit dans le discours de l'Autre, et des images partielles de son corps stigmatisé par des pertes de chair dans des parties de son corps, qu'elle tente de faire valoir dans ce rapport à l'Autre. Nous pourrions rapporter l'écriture de cette image inversée à ce que propose C. Melman [22], comme une image non marquée de décomplétude, non marquée par la castration $i(-\varphi)$.

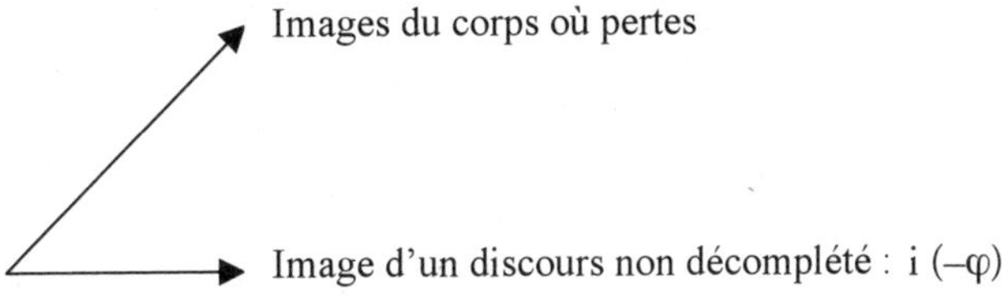

21. *Ibid.*
22. C. Melman, *Les paranoïas*, séminaire des années 1999-2001, Paris, Éditions de l'ALI.

Nous découvrons en quoi consiste l'écart que propose l'anorexique au regard de l'autre : c'est introduire par la perte parcellaire de chair offerte au regard de l'Autre, par la perte de chair portant sur des parties de son corps offertes au regard de l'Autre, un écart avec l'image que le discours impératif et direct de cet Autre lui impose jusqu'alors d'endosser.

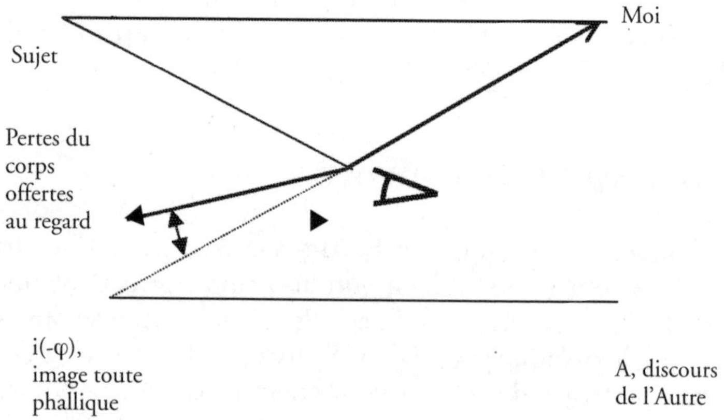

Nous voyons donc en quoi consiste l'écart, « l'essieu » que l'anorexique offre au regard de l'observateur, pour qu'il puisse s'en saisir et s'y boucler sur un vide intérieur. Il siège entre l'image inversée imposée par un discours direct, dans laquelle elle se débat, et la perte de chair portée par son corps, offerte au regard de cet autre pour introduire un évidement dans ce regard impératif.

Nous retrouvons dans cette insistance à manifester une perte inscrite dans le réel du corps, et dans la monstration de cette perte au regard de l'Autre, un recours analogue à celui que nous trouvons dans les piercings de certains adolescents, où un trou dans le corps tente de réintroduire dans le regard de l'autre et dans le recours à la pulsion scopique un écart qui fait défaut dans le discours de l'Autre.

Nous pourrions enfin souligner que le toucher du corps, si celui-ci n'est pas vectorisé par la parole, est une expérience partielle, puisque le toucher ne peut concerner le corps que par parties successives ; il ne peut qu'accentuer l'appétence du sujet pour l'intuition anticipatrice que lui procure l'image dans le miroir, qui du coup l'emprisonne de plus belle.

L'ANOREXIE COMME SYMPTÔME-OUT

Ces lignes conduisent à quelques remarques.

Dans l'anorexie, toutes les pulsions sont engagées dans la recherche de leur bouclage en circuit. S'agit-il ici d'une forme particulière de symptôme-out, alors que nous avons constaté jusque-là que la quête de décomplétude de l'Autre se joue plus spécifiquement dans le passage d'une pulsion à une autre, de la pulsion d'invocation à la pulsion scopique dans les mises en scène, ou à la pulsion motrice dans les passages à l'acte ? Mais peut-être en est-il ainsi habituellement et peut-être que nos observations sont trop fragmentaires pour cerner des arrière-plans discrets et néanmoins présents dans d'autres manifestations que l'anorexie.

Le polymorphisme de la participation des pulsions nous suggère deux hypothèses qui se complètent.

La première serait que la mise en scène d'un rien, d'un objet qui est un pur symbolique, pourrait expliquer la nécessité de la mise en jeu de l'ensemble des rapports langagiers du sujet à l'Autre, *via* ses différents orifices, pour rendre compte de ce qui fait la perte originelle qui structure le sujet du fait de sa parole.

La seconde hypothèse se rapporterait au fait que ces manifestations concernent des filles, des adolescentes, ou de jeunes femmes, voire des hommes en position féminine. J'ai rencontré un jeune homme anorexique, brillant dans son parcours scolaire, qui restait inhibé dans l'affirmation de son désir du fait d'avoir souffert du voyeurisme de son père qui quêtait en lui l'émergence de toute manifestation de sa sensualité et de sa sexualité. Il s'était trouvé contraint de traiter les questions de son désir dans une position féminine. Toujours est-il possible de supposer que le désamorçage de la métaphore chez l'Autre peut superposer deux difficultés pour une femme : le défaut de recours à la parole la prive de toute affirmation de soi, mais la prive aussi de repère pour pouvoir se situer dans une position féminine. J. Lacan a pu soigneusement développer les caractéristiques des différentes positions d'homme et de femme en fonction de la parole[23]. La parole surgit de la structure langagière dans laquelle baigne le sujet, et désigne logiquement deux champs. L'un est marqué par le trait de l'énonciation, le trait de la division subjective, le trait refoulé par le sujet qui parle ; l'autre champ, celui qui est le lieu d'adresse de cette parole, est ordonné par le même trait de la parole, alors que ce dernier en est absent. Comme nous l'avons déjà vu à propos de la métaphore, le champ de la parole est marqué du trait de la phonétisation, du trait signifiant phallique ; l'autre champ, le champ de l'Autre, est dépourvu de ce trait et marqué des signifiants ordonnés par S(A̸), le signifiant exclu de l'ensemble de la chaîne signifiante, mais non phonétisé. Or, si le champ de l'Autre que peut occuper une femme, ou un homme en position féminine, est organisé par les signifiants qui l'habitent, et donc par les signifiants de la chaîne et le signifiant exclu S(A̸), il peut être organisé différemment suivant qu'il est articulé, ou non, à une phonétisation, qu'il est articulé, ou non, à la métaphore :

$$\frac{\text{Nom-du-Père}}{S(\not{A})} \;*\; \frac{S(\not{A})}{\text{Signifié au sujet}} \;\Rightarrow\; \text{Nom-du-Père}\left(\frac{A}{\Phi}\right)$$

Le champ de l'Autre peut être ordonné par la chaîne du sujet et S(A̸), qui correspond au second temps de la métaphore ; il peut aussi être ordonné au troisième temps de la métaphore, du fait de la référence au signifiant de la parole, ce que nous pourrions représenter ainsi :

$$\frac{\text{Nom-du-Père}}{S(\not{A})} \;*\; \frac{S(\not{A})}{\text{Signifié au sujet}} \;\Rightarrow\; \text{Nom-du-Père}\left(\frac{A}{\Phi}\right) \rightarrow S(\not{A})$$

Signifié au sujet ⇣ Champ de l'Autre

S(A̸) ⇣ Champ de l'Autre

23. J. Lacan, *Encore*, notamment les chapitres 6 et 7, Paris, Le Seuil, p. 61-82.

Nous voyons donc que la structure langagière d'une femme en position Autre peut se trouver ordonnée différemment si elle se trouve située dans le troisième temps de la métaphore – et articulée au trait de la phonétisation Φ – ou si elle reste dans le second temps de celle-ci, dans les conséquences de son désamorçage, comme c'est le cas pour l'anorexique. Cette différence est intéressante à noter. Car si le sujet reste au second temps de la métaphore, si celle-ci est désamorcée, il est particulièrement sensible à ce qui peut venir « boucher » la décomplétude du discours de l'Autre, le $S(\not{A})$, par un élément positivé, que ce soit un objet réel, une jouissance, la fétichisation des mots dans le discours familial ou dans le discours social par les slogans qui commandent. C'est ce défaut d'organisation de la trame langagière, du fait du désamorçage de la métaphore, qui peut nous éclairer sur les difficultés rencontrées par celles ou ceux qui se trouvent en position féminine, et qui peut induire des manifestations anorexiques et expliquer la quête incessante d'un bouclage en circuit de l'ensemble des pulsions partielles.

5

Une clinique des pulsions

Nous pouvons tirer de ce travail sur les pulsions un enseignement sur les questions posées par certaines formes de la clinique actuelle.

Nous avons fait l'hypothèse que celle-ci est liée au défaut de bouclage de la pulsion d'invocation, du fait du désamorçage de la métaphore dans le discours de l'Autre. Il en résulte un « désamorçage symbolique des pulsions ».

Notre travail se rapporte à un temps de structuration où le sujet est inscrit dans le symbolique. Il a consenti à substituer à la perte réelle de l'objet la perte symbolique que lui offre le maniement des signifiants de l'Autre.

La clinique classique et la pulsion

Dans la clinique classique, le sujet a recours à la parole dans son rapport à l'Autre. Il trouve chez l'Autre, dans le discours de l'Autre, l'opération de la métaphore pour en recevoir, comme le proposait J. Lacan, « son propre message sur un mode inversé ». C'est-à-dire qu'il est animé, à son insu, par des marques d'identité qui lui sont inconscientes, venant de l'inscription en son intimité d'un discours qui lui est étranger, parce que refoulé. Dans les ratages que sont les symptômes caractéristiques de cette clinique, les marques de l'identité symbolique du sujet sont brouillées par l'écran de son rapport imaginaire à l'Autre.

Nous avons pu identifier dans ce travail que la pulsion d'invocation est primordiale pour les autres pulsions, puisque son bouclage en circuit est structuré sur la métaphore de l'Autre. La mise en place de la métaphore chez le sujet passe par la structure langagière de l'Autre ; sa voix et sa parole en dépendent. Le bouclage des autres pulsions nécessite que la métaphore soit auparavant opérante dans la structure du discours de l'Autre.

Le bouclage de la pulsion d'invocation et l'évidement de ce circuit pulsionnel permettent la convergence des pulsions. Les différentes pulsions calent sur ce vide l'évidement de leur propre circuit. C'est en regard de cette convergence des pulsions que l'effacement du second temps du fantasme s'offre au sujet et lui permet l'appui de sa trame imaginaire comme indice pour son désir.

La trame du scénario imaginaire du fantasme est une structure grammaticale qui, dans l'indéfini de la formulation : « On bat un enfant [1] », témoigne d'un effacement, comme l'a repéré S. Freud. Le second temps de la structuration du fantasme est élidé et ne peut qu'être reconstitué. Le sujet passe du « Le père bat un enfant (haï par moi) », au « Je suis battu(e) par le père [2] », et au « On bat un enfant ». L'indéfini témoigne pour le sujet de la structuration grammaticale du fantasme et suppose un effacement, l'effacement du temps second [3].

L'effacement du second temps de la structure grammaticale du fantasme offre une visée au désir qui ne peut se dire, dans la convergence des demandes adressées à l'Autre. L'effacement

1. S. Freud, « On bat un enfant », dans *Psychose, névrose et perversion*, Paris, PUF, 1978, p. 219, 243.
2. À noter que dans le texte freudien, le terme est au féminin, « battue », puisque ce travail est rapporté au fantasme d'une petite fille.
3. J. Lacan, *La logique du fantasme*, séminaire de l'année 1966-1967, inédit.

du second temps du fantasme sert de lieu d'écriture à l'objet du désir qui est véhiculé, comme nous l'avons vu pour les pulsions, à travers l'évidement de chaque circuit, et à travers la convergence des pulsions qui se calent sur celui de la pulsion d'invocation.

Nous pouvons identifier ainsi dans la convergence des pulsions le temps logique de constitution du sujet de l'inconscient, qui correspond au « nouveau sujet », au sujet nouvellement advenu, au sujet acéphale. Ce temps de l'évidement du sujet, dans une identification transitive à l'Autre décomplété, est logiquement nécessaire pour ménager une place évidée où l'objet du désir peut venir se loger, *via* la constitution imaginaire du fantasme. C'est cette place d'objet *a*, en place d'une perte radicalement écrite dans la formule du fantasme, qui s'offre comme place au sujet du désir. « Là où vous dites je, c'est là, à proprement parler, qu'au niveau de l'inconscient se situe *a*[4]. » Ce qui nous incite à lire la formule du fantasme que J. Lacan propose, à partir de la perte radicale dont il tente de rendre compte et que désigne l'objet *a* : a <> $, au lieu de $ <> a. Cette lecture nous permet de garder à l'esprit que la subversion liée au désir est l'effet d'une perte radicale du fait de la parole, pour ne pas nous reposer trop vite sur la notion d'une subjectivité qui ne serait pas la conséquence d'une telle épreuve.

La clinique classique, la clinique de la névrose et ses ratages correspond à un défaut de bouclage d'un circuit pulsionnel. Le circuit non bouclé de cette pulsion ne peut venir se caler sur l'évidement de la pulsion d'invocation. Le sujet ne prend pas alors appui sur un fantasme structuré par un effacement grammatical mais il reste agi par le second temps du fantasme, tributaire d'une reconnaissance qui lui vient de son rapport imaginaire à l'Autre, confondant le désir de l'Autre avec la demande de l'Autre. Nous constatons la coïncidence entre la position passive du second temps du fantasme « Je suis battu(e)

4. J. Lacan, *L'angoisse*, séminaire des années 1962-1963, Paris, Éditions de l'ALI, notamment la leçon du 16 janvier 1963.

par le père », où le sujet reste en quête d'une sanction de l'Autre, et le temps passif de la pulsion « Je suis mangé », « je suis chié », « je suis vu », « je suis bougé ». Le sujet reste au second temps de la constitution du fantasme puisqu'il reste au second temps du bouclage de la pulsion qui n'a pas pu se fermer sur elle-même, au temps passif de la pulsion qui n'a pas bouclé son circuit.

Nous avons constaté que dans ces cas, la métaphore de l'Autre est opérante et permet la voix et la parole. C'est la charge de l'imaginaire de l'Autre qui est un obstacle pour le sujet au maniement de sa propre métaphore. Le transfert et la cure psychanalytique lui permettent de se dégager de l'influence de son rapport imaginaire à l'Autre et de se rapporter à la rigueur signifiante du discours qui le structure, que ce soit pour l'hystérique l'accès au sens et au non-sens, que ce soit pour l'obsessionnel tenir compte du tranchant du signifiant dans sa trame langagière.

La clinique actuelle, une clinique sans parole et sans convergence pulsionnelle

Nous avons pu identifier que dans cette clinique le sujet est privé de voix, donc de parole. Il s'agit de ne pas banaliser cette formulation. « Un sujet est privé de parole » n'est pas à prendre comme une forme imagée où le sujet serait incompris, malentendu, méconnu. Ici le sujet n'a plus recours à l'instrument de la parole pour son énonciation et pour témoigner de son désir, même si le son de la voix et une parole sans conséquence restent à sa portée. Nous savons que le désamorçage de la métaphore chez l'Autre ne permet pas le bouclage en circuit de la pulsion d'invocation. Cette non-fermeture prive le sujet de l'accès à la voix et à une parole constituée. Le sujet en devenir se manifeste par d'autres biais pour chercher la décomplétude de l'Autre et de son discours. Il cherche cette décomplétude dans la quête de bouclage d'un autre circuit pulsionnel. Cet essai de bouclage reste clivé d'un symbolique qui ne rend pas compte du réel et de la perte inaugurale liée à la parole. La division subjective est révélée dans ce clivage qui, soit est mise en scène dans l'imaginaire, soit est agie dans le réel.

Ce peut être par le recours à la pulsion scopique, dans les mises en scène, les *acting-out,* les symptômes-out, comme je l'ai mis en évidence au début de ce travail, dans l'identification imaginaire d'un enfant à la violence de son père, ou dans une identification d'emprunt pour une jeune femme. Ces identifications restent marquées d'un déni.

Ce peut être par la pulsion motrice – à laquelle nous avons pu reconnaître dans ce travail ses lettres de noblesse – dans l'exemple de l'hyperactivité de l'enfant, comme une forme de passage à l'acte réitéré, dans la quête incessante par le sujet de son « équilibre ».

Nous avons vu dans ces exemples, et dans l'analyse que nous avons faite des détours pulsionnels, que ces manifestations s'associent pour le sujet au désarroi ou au désespoir, des affects qui ne sont plus du registre de la névrose. Il ne s'agit plus de symptômes à proprement parler où le sujet souffrirait d'une contradiction et demanderait de l'aide. Il s'agit, dans des manifestations symptomatiques, de la recherche, *via* le ou les circuits pulsionnels, du pont symbolique de l'opération de la métaphore. C'est la métaphore dans le discours de l'Autre qui offrirait au sujet une rigueur langagière qui puisse rendre compte d'un impossible et lui permettrait de prendre en compte une contradiction.

De ce fait, la quête pulsionnelle est clivée du champ du symbolique où le désamorçage de la métaphore ne permet plus la référence au sens. Le clivage témoigne de ce que serait pour le sujet l'altérité intime de la division de la parole à laquelle il n'a pas accès dans l'immédiat. Ce clivage peut être l'objet d'une monstration dans les mises en scène. Il peut se répéter dans le réel, mais dans ce cas, il n'accède au statut de répétition que si le clinicien reconnaît les agirs successifs comme une réitération.

Pulsions et métaphore

Tout ceci nous amène à une question délicate que j'ai déjà évoquée dans les remarques sur l'anorexie. Le désamorçage de la métaphore chez l'Autre ne permet pas le bouclage de la pulsion d'invocation. Dès lors, le sujet devrait être privé de l'opération de la métaphore pour le bouclage des autres pulsions, puisque le recours à celle-ci en est la condition. Pouvons-nous trouver dans les manifestations qui font appel à un champ pulsionnel singulier, et qui sont le champ scopique – pour les mises en scène –, le champ moteur – pour les passages à l'acte –, le témoignage du défaut de bouclages des circuits pour les autres pulsions, ou non ? Les éléments qui peuvent apporter une réponse sont difficiles à mettre en évidence.

Il est sûr, tout d'abord, que la désintrication de la pulsion d'invocation des autres pulsions ne permet pas, du fait du défaut de la convergence pulsionnelle, les jeux d'intrications entre les pulsions, comme je les ai mentionnées, et qui sont à l'œuvre, par exemple, dans les apprentissages de la lecture ; le sujet reconnaît alors dans la phonétisation des lettres lues un son qui lui est déjà familier à l'oreille.

D'autre part, les manifestations cliniques latérales au champ pulsionnel qui est en première ligne, restent discrètes, au second plan. Elles peuvent être trop rapidement considérées comme névrotiques par le clinicien, sans que ce soit rigoureusement le cas. Car le praticien ne se trouve pas dans des conditions qui lui permettraient une évaluation plus détaillée. Il est sollicité dans le champ pulsionnel prédominant et il cherche avant tout la mise en place d'un transfert, qui dépend de la fiabilité de sa position symbolique. L'engagement de sa subjectivité est alors difficilement compatible avec le temps d'une « évaluation diagnostique », qui serait perçue par le patient comme une arrière-pensée suspecte du clinicien et pourrait faire supposer qu'il se désisterait d'assumer une position strictement signifiante.

Souvent, dans les mises en scène d'*acting-out,* de symptôme-out, ou les passages à l'acte, la mise en place du transfert et la résolution rapide des manifestations exubérantes initiales n'offrent pas le temps d'une telle évaluation. Seule une évolution de troubles qui se maintiennent en l'état peut permettre celle-ci, comme nous avons pu le développer à propos de l'anorexie. De ce fait, la question reste sans réponse dans l'immédiat. Peut-être trouverons-nous ultérieurement d'autres biais pour y répondre ?

Par contre, il y a une articulation pulsionnelle que nous pouvons approfondir. Nous savons que l'absence de respect du clivage et du déni qui accompagne les mises en scène des *acting-out* et des symptômes-out précipite le sujet dans le passage à l'acte. Nous avons vu comment le passage à l'acte correspond, dans ce contexte [5], à une tentative avortée du sujet de boucler la pulsion motrice autour d'un vide de l'Autre. Le sujet s'éjecte comme objet réel de l'Autre, dans le réel, d'une place qui lui est insupportable à la recherche de son « équilibre ». C'est qu'il ne rencontre pas dans le symbolique, et dans le discours de l'Autre, la représentation d'un manque qui témoignerait de sa place et assurerait le « pont » symbolique de la métaphore chez cet Autre. Nous pouvons en tirer plusieurs conséquences.

L'intervention maladroite qui n'a pas respecté le clivage de la mise en scène a induit, si ce n'est provoqué, un désamorçage de la métaphore chez l'Autre, puisque la pulsion motrice ne peut plus se boucler en circuit. L'opération de la métaphore était jusqu'alors efficiente puisqu'elle permettait le bouclage du circuit de la pulsion motrice et l'équilibre de la mise en scène.

Ce qui fait supposer que le bouclage de la pulsion motrice est une condition de la structure de la mise en scène de l'*acting-out* ou du symptôme-out. Ceci n'est pas trop surprenant puisque nous avons repéré que le bouclage de la pulsion motrice qui découpe le vide d'un objet *a* qui est l'« équilibre » nécessite, pour la structure du circuit, l'efficience de la méta-

5. J'exclus de tout ceci le champ des passages à l'acte qui ne ressortissent pas à cet enchaînement, et qui relèvent d'autres repères structuraux.

phore chez l'Autre, par la structure langagière qui assure la stature du corps. C'est donc, dans le rapport du sujet à l'Autre, l'efficience de la métaphore chez l'Autre, dans le langage, qui structurait l'équilibre de la mise en scène, *via* la pulsion motrice. C'est ce rapport qui est mis en défaut quand le sujet bascule de la mise en scène au passage à l'acte.

Le clivage de la mise en scène de l'*acting-out* du symptôme-out correspond à l'écart entre le bouclage de la pulsion motrice et la tentative avortée de bouclage de la pulsion scopique, qui témoigne par déplacement d'objet et par déplacement d'orifice du non-bouclage de la pulsion d'invocation. Ne pas respecter ce clivage désamorce la métaphore qui est en jeu, comme « pont » symbolique chez l'Autre pour le circuit de la pulsion motrice.

Si ces hypothèses sont justes, nous pouvons nous étonner de ce qui semble se manifester ainsi et qui nous révélerait deux temps distincts de désamorçage de la métaphore chez l'Autre. L'un pour la pulsion d'invocation, qui prive le sujet de la voix et de la parole ; l'autre pour la pulsion motrice qui prive le sujet de la place même de sa parole dans la mise en scène.

Peut-être pourrions-nous profiter de cette question pour affiner ce que nous avons avancé à propos des « ponts symboliques » nécessaires au bouclage de la pulsion d'invocation et de la pulsion motrice. Le circuit de la pulsion d'invocation se structure du pont symbolique de la phonétisation phallique de l'Autre, ϕ, qui correspond au troisième temps de la métaphore. Le circuit de la pulsion motrice se structure « initialement » du pont symbolique de ce qui ordonne la structure langagière de l'Autre et qui assure la stature de son corps S(Ⱥ). Il est important de rappeler par cet « initialement » que le bouclage de la pulsion porte sur la trame symbolique qui assure la tenue du corps de la mère, avant même que les paroles de celle-ci, dans une intrication qu'offre la pulsion d'invocation, puissent commenter à l'enfant les mouvements de son corps et les anticiper. C'est-à-dire que, si je rapporte ces bouclages pulsionnels à ce que j'ai développé à la fin des remarques sur l'anorexie à propos des questions de la féminité, nous pouvons nous rappeler ce que révèle l'écriture de la métaphore. Nous y voyons deux modalités de présence de la trame langagière de l'Autre, qui tient sa structure du $S(\not{A})$, suivant que l'opération de la métaphore est efficiente chez cet Autre, ou pas :

$$\frac{\text{Nom-du-Père}}{S(\not{A})} * \frac{S(\not{A})}{\text{Signifié au sujet}} \Rightarrow \text{Nom-du-Père}\left(\frac{A}{\Phi}\right) \rightarrow S(\not{A})$$

Signifié au sujet ↓ Champ de l'Autre

$S(\not{A})$ ↓ Champ de l'Autre

Soit l'opération est efficiente et la trame langagière est articulée au trait de la phonation, dans le troisième temps. $S(\not{A})$ s'inscrit d'un rapport $\phi/S(\not{A})$. La pulsion d'invocation se boucle en circuit, en comptant sur le rapport $\phi/S(\not{A})$, dans la traversée de l'Autre. La pulsion motrice se boucle en comptant sur le $S(\not{A})$ du même troisième temps de la métaphore, c'est-à-dire lui-même articulé à ϕ.

Soit la trame langagière de l'Autre n'est pas articulée au trait de la phonation et le sujet reste dans le second temps de la métaphore. Celle-ci est désamorcée. La pulsion invocante ne peut se boucler sur la phonation de l'Autre, le sujet est privé de voix et de parole, la mise en scène de l'*acting-out* et du symptôme-out se rapporte au second temps de la métaphore. Nous avons vu les aléas d'un discours qui ne tient pas compte d'une rigueur symbolique. Le clivage de cette mise en scène correspond donc à un discours de l'Autre en manque ou en recherche de rigueur. La pulsion motrice compte sur $S(\not{A})$ du second temps de la métaphore. Mais le non-respect de ce clivage, ou de la décomplétude de $S(\not{A})$ rend impossible le circuit de la pulsion, et le sujet cherche désespérément dans le passage à l'acte le repère d'une structure langagière qui l'a lâché. Il cherche désespérément son « équilibre ».

De ce fait, nous constatons la précarité de ce temps de mise en scène, qui se rapporte à la précarité symbolique du discours de l'Autre. Nous en avons détaillé les raisons dans la vie sociale actuelle.

Nous constatons l'avidité du sujet pour une rigueur symbolique qui puisse trancher avec la labilité symbolique du discours social. En nous rapportant à tout notre développement sur les pulsions, nous voyons comment le temps où se situe cette manifestation clinique correspond au temps de mise en place du sujet de l'inconscient, au temps d'une identification transitive du sujet à l'Autre évidé. Le sujet cherche dans le discours de l'Autre réel, que représente le psychanalyste, les marques symboliques qui structurent sa parole, pour boucler les circuits pulsionnels qui permettent, *via* le temps de convergence pulsionnelle, de tenir compte de la perte radicale que lui impose le fait de parler. En ce temps, le sujet met à l'épreuve la métaphore de celui qui incarne l'Autre pour lui, pour pouvoir s'approprier ses propres marques, dans l'autonomisation de sa voix, de sa parole, et dans la structuration d'un symptôme.

Ceci nous inciterait à identifier une articulation entre la pulsion d'invocation et la pulsion motrice. Si la métaphore est efficiente chez l'Autre, la pulsion d'invocation compte sur le rapport S(Ⱥ)/ϕ, qui correspond au troisième temps de la métaphore chez l'Autre et qui correspond à la phonétisation de la trame langagière, alors que la pulsion motrice s'appuie sur le trait qui ordonne la trame langagière S(Ⱥ). Ce trait est lui-même articulé à ϕ, si la métaphore est opérante chez l'Autre. Nous pouvons ainsi nous représenter une intrication pulsionnelle spécifique entre ces pulsions, qui relèverait du rapport chez l'Autre entre S(Ⱥ) et ϕ, c'est-à-dire de la consistance du refoulement chez l'autre qui incarne la structure de la parole pour le sujet. C'est à l'égard du trait de la division de parole de l'autre que l'enfant peut se trouver représenté par sa propre division subjective. Ce qui m'amène à nuancer certaines formulations : quand j'évoquais, à propos de la pulsion motrice, la « phallicisation » du corps de la mère, il s'agissait de la dimension imaginaire du corps du fait de la trame langagière, en ce lieu Autre, et non pas de la dimension symbolique en jeu dans la phonétisation.

Nous pouvons ainsi souligner que la convergence des pulsions que j'ai évoquée précédemment peut se caler non seulement sur l'évidement de la pulsion d'invocation, mais sur l'intrication de celle-ci et de la pulsion motrice. Nous découvrons un type d'intrication pulsionnelle distinct de celui qui est en jeu entre la pulsion d'invocation et les autres pulsions, qui sont dépendantes d'une métaphore déjà mise en place.

Le temps logique de la clinique pulsionnelle

Ces manifestations s'inscrivent dans un temps logique différent de celui du symptôme. Nous savons comment J. Lacan a mis en évidence la subtilité avec laquelle se met en jeu la subjectivité de chacun[6]. Je ne vais pas reprendre ici le développement qu'il propose à partir d'une fable de prisonniers à qui la liberté est promise au prix d'une énigme à résoudre. Le sujet est confronté aux données concernant son identité à « l'instant du regard » ; il en cherche la solution au « temps pour comprendre » et tranche, en comptant sur la solution qu'il a apportée à cette énigme, au « moment de conclure ». Le symptôme, à proprement parler, est pour le sujet une manière de formuler une conclusion temporaire à une contradiction qu'il n'arrive pas à traiter autrement que dans la souffrance, et qui le conduit à demander de l'aide. Il se situe au moment de conclure. Les manifestations qui nous préoccupent ici ne correspondent pas à l'élaboration d'une telle conclusion transitoire. Elles ne se situent pas au même temps logique. Elles se situent à l'instant de voir, à un instant où le sujet recherche chez l'Autre, dans le discours de l'Autre, ce qui l'anime ou ce qui l'agite et les coordonnées et les raisons de ces impératifs.

Dans la clinique qui nous intéresse ici, il ne peut traiter ces éléments dans une problématique contradictoire puisque c'est seulement le recours à un discours qui tienne compte d'une perte qui pourrait lui donner accès à une telle articulation. C'est ce que cherche le sujet dans cette clinique et dans l'articulation

6. J. Lacan, « Le temps logique et l'assertion de certitude anticipée », dans *Écrits*, Paris, Le Seuil, 1966, p. 197-214.

à une métaphore qui soit efficiente. Il cherche un discours qui correspondrait au maintien dans le second temps de la métaphore, en $S(\not{A})$, d'une perte radicale, d'une impossibilité qui resterait posée comme telle.

C'est au prix du maintien d'une telle impossibilité que pourra s'opérer, dans la mise en place du transfert, le second temps de la métaphore, dans l'élision des deux termes médians $S(\not{A})$. Tenir compte d'une telle impossibilité correspond pour le sujet au temps pour comprendre et au temps de la mise en place du transfert.

Plus exactement encore, comme nous l'avons identifié, il s'agit de la mise en place du sujet de l'inconscient, de l'évidement d'une instance langagière à laquelle le sujet puisse s'identifier et de l'évidement de la place d'un objet où puisse venir se loger l'objet *a* du désir.

Cette référence au temps logique est importante. On la voit insister de partout. Elle se révèle dans l'arrêt du sujet au premier temps du circuit pulsionnel de la pulsion d'invocation ; elle insiste dans l'adresse pulsionnelle à l'Autre imaginaire ou réel, en quête de décomplétude de l'Autre symbolique ; elle se marque dans le désamorçage de la métaphore qui fixe le sujet au second temps, en deçà de la référence au trait signifiant phallique.

Une psychanalyse en invention

Cette référence au temps logique doit guider le clinicien dans son travail. Il ne peut supposer que le symptôme du sujet soit déjà constitué. Il ne peut supposer que l'écoute « neutre et bienveillante » du discours puisse lui permettre de faire entendre le sens et le non-sens du discours, puisque le sujet est privé de son rapport à la métaphore de l'Autre.

Il s'agit, bien au contraire, de donner au sujet l'adresse possible de la pulsion d'invocation en lui offrant la chance de pouvoir s'articuler à la structure langagière d'un Autre ordonnée par la métaphore. C'est au psychanalyste de manifester au sujet ce qui ordonne sa parole, en parlant, plutôt que d'en rester à une écoute silencieuse. Ce peut être, comme je l'ai déjà souligné, en interrogeant le sujet avec justesse, à partir des interrogations sur sa souffrance, à partir de son intérêt pour ses manifestations. Car le psychanalyste prend appui, ce faisant, sur sa curiosité. Il prend appui, si nous suivons ce que nous proposait S. Freud sur les théories sexuelles infantiles[7], sur ce qui ordonne sa manière de rendre compte d'un impossible, sur le trait signifiant qui légitime sa voix et sa parole, sur le trait signifiant qui signe l'aboutissement pour lui de sa propre métaphore. C'est à ce titre qu'il se manifeste comme signifiant pour que le sujet puisse s'y trouver représenté lui-même, comme signifiant, dans le bouclage de la pulsion d'invocation. Je ne saurais trop insister sur les remarques de Jean Bergès[8] qui peuvent s'appliquer à cette clinique : « C'est du vide de leur parole que [les sujets[9]] demandent et méritent réponse. Ce n'est pas que [le sujet[10]] "fasse sien" le signifiant à lui adressé par l'analyste [ce qui serait l'effet d'une suggestion et d'une projection de l'imaginaire du psychanalyste sur le sujet], c'est que l'analyste répond par un signifiant à ce vide, qui, dès lors, devient langage. » Et : « C'est à une prise de parole, à une émergence de l'énonciation que l'on assiste. Dès lors, l'écoute stricte repère les signifiants mêmes qui l'ont rendue possible[11] », mais dans un second temps.

Le témoignage qu'offre le psychanalyste de la structure de sa parole se rapproche de ce que J.-P. Lebrun a déjà développé dans son travail sur les perversions ordinaires[12].

---

7. S. Freud, « Les théories sexuelles infantiles », dans *La vie sexuelle*, Paris, PUF, 1977, p.14-27.
8. J. Bergès, « Adolescent, impasse », dans *La psychanalyse de l'enfant*, n° 6, 1989, p. 47-50.
9. Extension proposée de mon fait.
10. Extension proposée de mon fait.
11. J. Bergès, *op. cit.*
12. J.-P. Lebrun, *La perversion ordinaire, vivre ensemble sans autrui*, Paris, Denoël, 2007.

Ce temps correspond à un temps de mise en place d'un transfert possible. C'est passer de ce que J. Lacan nommait « un appel au transfert », ou un « transfert sauvage [13] », à un transfert à proprement parler, où durant « le temps pour comprendre », le sujet met à l'épreuve la fiabilité symbolique de l'Autre. Il met à l'épreuve l'efficience de la métaphore dans le discours de l'Autre. C'est un temps où l'accueil du patient nécessite d'être « sur mesure » et exige une création répétée qui prend en compte sa singularité, comme condition d'un sujet qui puisse nouvellement advenir.

Un Autre sans discours structuré

Tout ceci nous ramène à la question du discours de l'Autre.

Tout d'abord, la clinique des pulsions permet d'identifier le temps où le sujet s'inscrit dans le discours de l'Autre. Elle permet d'identifier le temps logique où se situe la mise en jeu de la subjectivité, et révèle la consistance de ce discours et son incidence sur le sujet. Ceci permet de distinguer deux cliniques, comme nous l'avons repéré. Celle qui résulte de la convergence des pulsions, qui est contemporaine de la prise en compte du fantasme et du symptôme. Et celle qui résulte du défaut de convergence des pulsions, qui est contemporaine des pulsions et des manifestations symptomatiques en mal de structure. La genèse de cette différence est plus facilement mise en évidence dans la clinique des enfants et des adolescents car s'y révèle de manière distincte et articulée la mise en jeu des trois dimensions de l'Autre, réel, symbolique et imaginaire. Cette différence est néanmoins patente dans les manifestations de souffrance des adultes, même si la genèse de leur structure est moins évidente à mettre au jour.

L'importance de la consistance du discours de l'Autre pour offrir au sujet le bouclage de la pulsion d'invocation et le

13. J. Lacan, *L'angoisse*, *op. cit.*

maniement de la parole nous ramène au désamorçage de la métaphore. Si ce discours que manie le sujet n'est plus marqué de la trace d'une perte radicale, s'il n'est plus marqué d'un interdit toujours opérant, le sujet n'a plus à tenir compte d'un manque ni à rechercher par la parole et la sexualité des solutions à ce manque.

Rappelons-nous la formule de la métaphore, où le $S(\not A)$ du second temps inscrit la marque d'un interdit à maintenir dans le discours de l'Autre.

$$\frac{\text{Nom-du-Père}}{S(\not A)} * \frac{S(\not A)}{\text{Signifié au sujet}} \Rightarrow \text{Nom-du-Père}\left(\frac{A}{\Phi}\right)$$

Le $S(\not A)$ du second temps de la métaphore désigne dans le discours de l'Autre la marque d'un interdit. Le terme du numérateur doit garder la même consistance que celui du dénominateur du premier facteur pour que l'élision des deux permette au sujet l'accès au troisième temps. Il a alors accès à la sexualité, gouvernée par le trait signifiant phallique, qui est pour le sujet un instrument qui tient compte d'un manque inscrit dans le discours de l'Autre. Si le $S(\not A)$ du second facteur ne conserve pas la même consistance, l'élision des deux facteurs ne peut s'effectuer, et le sujet ne peut accéder au troisième temps de la métaphore. Dans ce cas, le sujet reste en deçà de la parole, comme nous l'avons déjà vu, mais aussi en deçà de la différence sexuée qui est déterminée par le trait phallique. Il reste en deçà de manifestations cliniques de sa souffrance qui soient ordonnées par la parole, le sexuel et le fantasme ; il reste tributaire de l'amorce d'une métaphore qui ne rend pas compte de la perte, ni du réel, et dans une structure langagière sans parole, fonction d'un $S(\not A)$, qui n'est plus marqué de l'interdit. La métaphore reste réduite à :

$$\frac{\text{Nom-du-Père}}{S(\not A)} * \frac{S(\not A)}{\text{Signifié au sujet}}$$

Ceci peut correspondre à plusieurs cas de figure.

– $S(\not{A})$ peut être obturé par le réel d'un objet de jouissance, comme c'est le cas de la toxicomanie, de l'alcoolisme voire de certaines dépendances médicamenteuses. Le détour de la parole pour désigner l'objet insaisissable du désir est alors court-circuité.

– Ce peut être le cas du réel d'une jouissance de l'autre qui fait obstacle pour le sujet à la possibilité de s'adresser à l'Autre, comme à un sujet consentant à une restriction de jouissance du fait de la parole. L'exemple du fils qui vole du haschisch à son père en est l'exemple princeps [14].

– Ce peut être la fétichisation de mots dans le discours de l'Autre, qui excluent la référence à une perte radicale [15]. Le fétiche du pervers a cette particularité de revendiquer l'absence de castration symbolique de la mère en même temps qu'il y fait référence par sa présence. Le mot fétichisé n'est pas un signifiant, mais un signe. Il a la vertu de désigner un sens et dans le même temps ce que ce sens est censé exclure, comme un choix désignerait en même temps un objet et tout ce que le choix de cet objet exclut. Dans le discours familial, certains termes recouvrent ce qu'ils devraient exclure. Nous en avons eu un exemple, à propos de l'hyperactivité, quand l'absentéisme d'un enfant était à la fois sanctionné et suscité par les parents. J'ai déjà fourni d'autres exemples, quand des parents se disent séparés alors qu'ils alimentent entre eux un rapport passionné, la « séparation » des parents veut dire en même temps qu'il s'agit d'« un rapport sexuel réussi » ; ou quand un jugement de divorce recouvre le maintien de l'assujettissement d'une mère à un père, à travers des manipulations perverses de la loi [16], il équivaut à un contrat de mariage.

---

14. J.-M. Forget, *L'adolescent face à ses actes et aux autres*, Toulouse, érès, 2005.
15. Nous retrouvons ici, autrement, la fétichisation de l'objet qui alimente le discours capitaliste.
16. J.-M. Forget, *op. cit.*

– Ce peut être dans le discours social où des termes viennent faire slogan, deviennent des impératifs dogmatiques qui ne peuvent être discutés et qui éludent la référence à la perte : le terme de « parentalité » en est un exemple, puisqu'il élude dans la loi de la famille la différence sexuée des termes de « père » et de « mère » ; le « droit de l'enfant » intrique des droits implicites concernant ses conditions vitales et des droits se rapportant à la Déclaration des droits de l'homme, comme le droit de réunion, d'expression, éludant la référence à l'immaturité de l'enfant ; « l'intérêt de l'enfant », où l'enfant devient le centre de la famille [17], en est un autre exemple. L'exigence, dans l'Éducation nationale, « d'apprendre aux enfants la spontanéité » est ubuesque. De même, la théorie des « genres » qui veut dénoncer la relativité de la différence des sexes est marquée en elle-même du déni, puisque le terme de « genre » est étymologiquement lié à l'engendrement, au réel de la conception. Le genre évoque la différence patente et non relative et la revendication de relativité se développe sur un déni initial. Enfin, la formulation actuelle de « l'enfant d'un couple homosexuel » joue sur ce même déni, il faudrait parler d'enfant adopté d'un « couple » (?) homosexuel, la question de la conception étant d'emblée hors jeu de cette formulation. Le terme d'« enfant » ne recouvre pas alors le sens de son origine sexuée.

Un discours sans manque

Nous nous trouvons donc en présence d'un discours qui ne tient compte ni du réel, ni de la perte, et qui est privé de toute représentation de ceux-ci.

Une jeune femme me disait son assurance dans la vie. Elle prenait l'exemple de la mort récente de son chien, qui avait été

17. J.-M. Forget, « Un pour tous, tous pour Un », *La revue lacanienne*, n° 8, 2010, p. 81-87.

son compagnon ces dernières années. Elle me disait que cette mort ne l'avait pas touchée, que le lendemain de cette mort, elle s'était sentie aussi assurée d'elle-même que d'habitude. Je lui ai fait remarquer que c'était possible, mais que peut-être ce chien n'avait pas beaucoup compté pour elle. Elle s'est effondrée en larmes, du fait de la réintroduction du réel de la perte éludée jusqu'alors de son discours. La réintroduction de la représentation du réel, de la perte, ou indirectement la réintroduction de la contradiction qu'exclut la fétichisation des mots génère un retour d'affect, de tristesse dans ce cas précis, mais souvent une forte violence qui correspond à la révélation du déni qu'entretient un tel discours.

Dans son travail sur la lettre volée [18], J. Lacan démontre qu'un discours organisé par une succession de termes ordonnés, comme un discours ordonné par des oppositions, par des contradictions, etc., suppose que certains termes ne puissent pas apparaître dans la succession. Ils en sont exclus et leur perte est corrélée à l'ordre même de la succession. Un discours ordonné est corrélé à la perte de certains termes, qui en assurent la cohérence. À l'opposé, une succession qui n'est pas rapportée à des éléments exclus de la succession est sans consistance et dépourvue d'articulations contradictoires. C'est un discours sans contradictions et sans conséquences, qui, du même coup, ne rend compte ni de la perte ni du réel.

C'est à ce type de discours que nous nous confrontons actuellement. L'absence de référence à une perte en fait un discours sans représentation de la perte, du réel, ni de la différence. C'est un discours sans opposition, sans contradiction, sans conséquence [19]. Un discours sans conséquence veut dire un discours où nous pouvons dire n'importe quoi, sans égard pour le réel. C'est une formulation de l'expérience clinique qui

18. J. Lacan, « Le séminaire sur la lettre volée », dans *Écrits*, Paris, Le Seuil, 1966, p. 11-64.
19. J.-M. Forget, « Un discours sans contradiction », dans *Livre compagnon de L'envers de la psychanalyse*, Paris, Éditions de l'ALI, 2007, p. 213-218.

correspond à ce que J. Lacan évoquait comme le discours capitaliste[20], où la précipitation de la production et de la consommation s'entretient pour elle-même, sans aucun frein qui fasse référence à une restriction de jouissance. C'est une succession de termes qui ne constitue pas vraiment un discours, puisqu'un discours tient compte de la restriction de jouissance qu'exige le recours à la parole pour désigner le réel de l'objet.

Nous savons que J. Lacan s'est efforcé de cerner les différentes modalités pour un sujet de tenir compte du manque inhérent à la parole[21]. Il a ainsi distingué quatre discours : le discours universitaire où un savoir constitué organise ce discours ; le discours du maître où un trait d'affirmation commande ; le discours de l'hystérique gouverné par une marque de souffrance ; et le discours psychanalytique où c'est la perte inaugurale de la parole qui fait référence. Il serait trop long de reprendre ici l'articulation de ces discours. Mais nous pouvons relever que ces discours se rapportent, chacun à sa manière, à une restriction de jouissance qui est la condition de constitution de leur structure. Le discours sans contradiction, sans conséquence, qui est plutôt un non-discours, est le versant clinique du discours capitaliste, il ne tient pas compte de la référence à une telle restriction de jouissance. Les quatre discours précédents supposent que le sujet concerné se situe au troisième temps de la métaphore, chacun tenant compte, à sa manière, de la décomplétude du discours de l'Autre, marqué d'un interdit. Le discours sans contradiction ou sans conséquence dont nous parlons ici correspond au désamorçage de la métaphore, où le sujet reste figé au temps second.

Il s'agit donc pour un sujet en devenir de s'inscrire dans la logique d'un discours qui rende compte du réel, et de consentir

20. J. Lacan, « Radiophonie », dans *Autres écrits*, Paris, Le Seuil, 2001, p. 403-445.
21. J. Lacan, *L'envers de la psychanalyse*, séminaire des années 1969-1970, inédit.

à une restriction de jouissance qu'un discours sans conséquence a jusqu'alors élidée. C'est un temps préalable incontournable à toute cure, qui incite le psychanalyste à veiller aux précautions nécessaires à la mise en place du transfert. Il tient compte de ce que la clinique de la pulsion se situe dans un temps qui précède le temps des discours, qui précède celui de la voix, de la parole, et du symptôme. C'est pour tout cela que les termes de « discours sans contradiction », ou de « discours sans conséquence » rendent compte d'un discours potentiel qui n'est pas encore structuré comme tel. Le sujet en devenir cherche dans l'Autre l'opération d'une métaphore qui permette le bouclage de la pulsion d'invocation.

Il est intéressant de nous rappeler les formulations de J. Lacan à propos de l'*acting-out*. Il parle d'une manifestation où ce qui n'est pas encore articulé est articulable. La terminologie que nous pouvons employer pour ces manifestations actuelles reflète cette potentionnalité : si l'*acting-out* désigne un geste et non un acte à proprement parler, le symptôme-out révèle un symptôme qui n'est pas structuré comme tel ; le discours sans contradiction, ou sans conséquence, n'est pas non plus un discours ; le désamorçage de la métaphore laisse la métaphore en panne. Ce sont des termes qui révèlent une potentialité et qui peuvent être des créations de termes nécessaires pour rendre compte de la subversion de la parole alors que le discours courant est désamorcé par la fétichisation des mots.

La clinique des pulsions et le refoulement

Sans nous engager dans de longs développements, il est intéressant de rapporter la clinique de la pulsion, telle que nous l'avons travaillée, à un des destins majeurs de la pulsion que S. Freud a identifié et qui est le refoulement [22].

---

22. S. Freud, « Pulsions et destins des pulsions », dans *Métapsychologie*, Paris, Gallimard, coll. « Idées », 1977.

Nous savons qu'il y a deux types de refoulements. Le refoulement originaire, qui inscrit le sujet dans le symbolique, comme nous l'avons vu dans la mise en place de la métaphore. Le sujet consent à substituer la perte de signifiants, *via* la métaphore, à la perte réelle de la mère interdite « à la place premièrement symbolisée de l'absence de la mère[23] ».

Puis, le refoulement secondaire ordonne les pulsions sous l'autorité du trait qui gouverne la sexualité, du trait signifiant phallique exclu des signifiants à la disposition du sujet. C'est un travail qu'illustre l'écriture de la métaphore.

$$\frac{\text{Nom-du-Père}}{S(\not{A})} * \frac{S(\not{A})}{\text{Signifié au sujet}} \Rightarrow \text{Nom-du-Père}\left(\frac{A}{\Phi}\right)$$

« Le signifié au sujet », au dénominateur du second facteur, correspond au passage obligé de tout ce qui agite l'enfant par le discours de l'Autre, où la pulsion est « l'écho, dans le corps de l'enfant, de la trame langagière de l'Autre[24] ». C'est ce passage, sous les fourches Caudines des signifiants de l'Autre et par ce qui ordonne le discours de l'Autre, qui permet au sujet en devenir de se représenter imaginairement le manque phallique qui est l'objet du désir de la mère. Cette opération nécessite que la structure langagière de l'Autre maintienne toujours la représentation d'un manque dans sa propre trame. Le signifiant phallique, qui représente le manque de l'Autre, se trouve refoulé du fait du renoncement du sujet à être l'objet de jouissance de l'Autre. Comme représentant du manque dans l'Autre, il entraîne, par la logique qu'il institue dans la chaîne signifiante du sujet, le refoulement des lettres qui choient de la succession de la chaîne, constituant le littoral qui cerne le vide de l'objet perdu.

Le temps de la clinique pulsionnelle se situe dans un temps intermédiaire entre ces deux refoulements, entre le

---

23. J. Lacan, « D'une question préliminaire à tout traitement possible de la psychose », dans *Écrits*, Paris, Le Seuil, 1966.
24. J. Lacan, *Le sinthome*, séminaire des années 1975-1976, inédit.

refoulement originaire qui inscrit le sujet dans le symbolique et celui où il accède, *via* la sexualité, à une inscription en lui des marques qui bordent le vide de l'objet perdu. La convergence pulsionnelle est une ponctuation qui permet au sujet de traiter dans le champ de la voix, de la parole, puis du fantasme, la perte originelle liée à son inscription dans le symbolique. C'est en accédant à ce champ de la sexualité qu'il se confronte aux contradictions qui débouchent pour lui sur d'éventuelles manifestations de souffrance structurées comme des symptômes à proprement parler.

Le temps intermédiaire de la clinique pulsionnelle correspond, pour le sujet en devenir, à un temps d'accès au sexuel, par les maniements successifs de la structure langagière de l'Autre, *via* la partialisation pulsionnelle. C'est au prix de la convergence possible des différentes pulsions que peuvent se constituer pour le sujet les conditions d'un refoulement qui lui donne l'accès aux positions sexuées et à une parole fiable qui l'engage.

UNE IDENTIFICATION DÉMENTIE

Il est intéressant, enfin, de tirer des conséquences de ces remarques pour nous éclairer sur une identification transitoire du sujet.

Nous avons débuté ce travail avec des exemples significatifs, notamment celui d'un enfant mettant en scène le trait de violence d'un père qu'il ne pouvait pas révéler. Le réel de la violence le privait de pouvoir le considérer comme une autorité symbolique garante d'un discours fiable. La mise en scène était liée à un déni, situant cette manifestation comme un symptôme-out, dans le fil de la structure des *acting-out.*

Nous avons retrouvé le même type d'identification dans l'identité d'emprunt d'une jeune femme qui avait endossé une responsabilité qui n'était pas la sienne.

Nous pouvons considérer ces manifestations comme le recours à un trait d'identification qui peut correspondre, en première approximation, à l'identification au trait unaire, mais ce trait est articulé à un déni. La particularité de ce type d'identification serait à rapporter à la structure du discours dans lequel il survient.

Nous avons déjà rappelé en début de ce travail les trois types d'identifications qu'a présentées S. Freud [25]. L'identification au père originaire correspond à l'inscription du sujet dans le symbolique. L'identification au trait unaire, que J. Lacan a longuement commentée [26] : le sujet s'identifie à un trait d'identité caractéristique d'un être proche aimé ou haï ; il s'approprie par cette identification les qualités de l'objet. L'identification hystérique, enfin, où le sujet s'identifie à un trait symptomatique de l'autre.

L'identification qui nous intéresse ici, au terme de ce parcours, se manifeste par un trait d'identité positivé associé à un clivage, à un déni, à un démenti. Il s'agit d'une identification démentie. J'ai montré dans l'identification d'un enfant au trait de violence du père qu'il ne s'agissait pas d'une identification hystérique, qui aurait été liée au refoulement secondaire, mais plutôt d'une mise en scène liée au clivage et à une parole impossible.

J'ai déjà souligné que ce mode d'identification, qui attire notre attention dans la clinique actuelle, est mentionné par J. Lacan à propos du travail de S. Freud sur Dora [27], que j'ai déjà commenté précédemment [28]. Quand J. Lacan analyse le type d'identification de Dora à monsieur K., il souligne qu'il est structuré comme un *acting-out*. Il en vient à ce constat par la gifle que Dora donne à monsieur K., quand ce dernier met en pièces toute la stratégie névrotique de celle-ci en lui décla-

25. S. Freud, « Psychologie collective et analyse du moi », dans *Essais de psychanalyse*, Paris, Petite Bibliothèque Payot, 1971.
26. J. Lacan, *L'identification*, séminaire des années 1961-1962, inédit.
27. S. Freud, « Fragment d'une analyse d'hystérie, Dora », dans *Cinq psychanalyses*, Paris, PUF, 1954, p. 1-91.
28. J.-M. Forget, *L'adolescent face à ses actes et aux autres*, *op. cit.*

rant : « Ma femme n'est rien pour moi. » Le passage à l'acte que constitue la gifle révèle que l'identification à monsieur K. était structurée par un déni, par un clivage. Le passage à l'acte signe le désespoir de Dora à constater qu'est réduit à rien le clivage, qui correspondait à la mise en scène de la division subjective sur laquelle elle ne pouvait compter dans cette identification. S'il s'était agi d'une mise en scène hystérique, marquée par le refoulement, les propos de monsieur K. auraient eu un tout autre effet sur Dora, ils auraient plutôt suscité une manifestation de son corps. J'ai souligné que la mise en scène du trait imaginaire de cette identification relevait de ce que je nomme « symptôme-out », plus que de l'*acting-out,* comme le suggère J. Lacan [29], où le trait de la monstration est réel.

Nous constatons ici la structure d'une identification du sujet à un trait imaginaire, l'identification à un père violent ou l'identification d'emprunt d'une jeune femme dans les exemples que j'ai proposés, qui est marqué d'un déni, d'un démenti. Nous pourrions en multiplier les exemples, fréquents dans la clinique actuelle. C'est un temps d'identification transitoire, qui doit être rapporté à la structure du discours de l'Autre – qui n'est pas structuré comme un discours – sur lequel il se constitue. Il doit être rapporté au défaut de bouclage de la pulsion d'invocation, au désamorçage de la métaphore chez l'Autre. Nous avons vu, dans l'exemple de ce jeune enfant, la possibilité, dans le transfert et dans l'articulation à la structure de la métaphore opérante chez l'Autre, d'une résolution de cette manifestation, ce qui a permis que se structure ultérieurement un symptôme à proprement parler, sous la forme d'une phobie des vipères.

Tout ceci nous incite à de multiples précautions pour aborder ce type d'identification. Il s'agit de ne pas stigmatiser le trait d'identité auquel le sujet s'accroche de manière souvent désespérée. Il s'agit de ne pas stigmatiser non plus le

29. J. Lacan, *L'angoisse, op. cit.*

démenti, le déni ou le clivage qui lui sont associés. Il s'agit de repérer ce clivage comme la mise en scène d'une division subjective de l'Autre, sur laquelle le sujet ne peut compter jusqu'alors pour son énonciation. Le sujet ne peut compter sur sa voix ni sur sa parole du fait du désamorçage de la métaphore dans le discours de l'Autre.

Le psychanalyste offre alors au sujet l'adresse d'un discours structuré par l'opération de la métaphore pour lui permettre de soutenir son énonciation et de s'approprier les marques de son identité.

Conclusion

Ce travail est consacré à identifier et à caractériser certaines manifestations particulières de la clinique actuelle. La lecture de leur structure s'est faite dans le fil de l'enseignement de S. Freud et de J. Lacan.

À partir d'exemples significatifs, nous avons pu situer ces manifestations cliniques dans un temps logique antérieur à celui de la constitution du symptôme. Nous avons identifié des manifestations que nous pouvons nommer « symptômes-out », dont l'anorexie mentale, et d'autres types de manifestations dont celle qui est actuellement stigmatisée sous le terme d'« hyperactivité ». Nous avons pu mettre en évidence comment ces manifestations symptomatiques témoignent que le sujet n'a pas de recours à la parole, qu'il cherche dans le champ des pulsions les marques symboliques qu'il n'arrive pas à trouver dans le discours qui le concerne, ce qui nous a conduit à examiner soigneusement les parcours des pulsions.

Nous avons identifié les particularités de la pulsion d'invocation par rapport aux autres pulsions, dans sa corrélation à la mise en place de la métaphore du sujet. Nous avons pu offrir à la pulsion motrice ses lettres de noblesse, identifier un objet *a* qu'est l'« équilibre », et définir son articulation à la structure symbolique du discours de l'Autre. Nous avons pu repérer comment ces deux pulsions participent de ce que nous avons appelé « la convergence pulsionnelle », en référence à ce que J. Lacan nomme « la convergence des demandes ». Celle-ci est la condition de l'articulation des pulsions entre elles sur le fond d'une métaphore symbolique opérante dans le discours. Elle est aussi la condition pour que le sujet ait recours à la structure d'un fantasme comme indice de son désir. Nous avons pu rapporter l'anorexie à un désamorçage symbolique des pulsions et repérer l'enjeu que la pulsion scopique y occupe.

L'insistance du champ pulsionnel dans ces manifestations cliniques actuelles révèle la consistance du discours social moderne qui peut être inconséquent, et qui évoque en cela ce que J. Lacan définissait comme le discours capitaliste.

Ces manifestations mal structurées, qui s'accompagnent de mises en acte de tous ordres, témoignent des difficultés de la mise en jeu de la subjectivité en regard d'un discours sans conséquence, qui ne tient pas compte de la restriction de jouissance nécessaire à une parole qui engage et qui permet la vie sociale.

Ces manifestations cliniques sont des modalités d'expression des malaises quand le sujet n'a pas les moyens de les structurer sous la forme d'un symptôme. Elles peuvent déboucher sur la mise en place d'un symptôme quand elles s'articulent à un discours structuré, comme le discours psychanalytique.

Il faut toutefois que le psychanalyste soit particulièrement vigilant à la manière dont il est sollicité dans un temps initial. Il est mis à l'épreuve dans sa position même d'être de parole. Il est mis à l'épreuve dans la fiabilité de ce qui structure sa parole, pour que le sujet soit assuré de pouvoir s'adresser à lui, et pour qu'il puisse trouver, ou retrouver, l'usage de sa voix, de sa parole et de son énonciation.

Le discours psychanalytique est, à l'heure actuelle, une des rares références qui révèle que les modalités floues de la clinique témoignent de l'inconséquence du discours social. Il est aussi un des rares recours pour permettre aux manifestations cliniques classiques comme à celles qui sont atypiques de révéler leur tranchant subversif.

Table des matières

Psychanalyse et clinique

Collection fondée par Jean Bergès (†),
dirigée par Marika Bergès-Bounes et Jean-Marie Forget

Sous la direction de
Marika Bergès-Bounes et **Jean-Marie Forget**
avec **Sandrine Calmettes-Jean,**
Catherine Ferron et **Christian Rey**
Le corps, porte parole de l'enfant et de l'adolescent

Louis Ruiz
L'enfant « méchant », l'enfant « mauvais »
Un mouvement mélancolique chez l'enfant ?

Sous la direction de
Marika Bergès-Bounes et **Jean-Marie Forget**
avec **Sandrine Calmettes-Jean,**
Catherine Ferron et **Christian Rey**
L'enfant et les apprentissages malmenés
Quand lire, écrire, compter est un problème

Sous la direction de
Marika Bergès-Bounes et **Jean-Marie Forget**
avec **Sandrine Calmettes-Jean,**
Catherine Ferron et **Christian Rey**
L'enfant insupportable
Instabilité motrice, hyperkinésie et trouble du comportement

Gabriel Balbo, Jean Bergès
Jeu des places de la mère et de l'enfant

Gabriel Balbo, Jean Bergès
Psychose, autisme et défaillance cognitive chez l'enfant

Graciela Cullere-Crespin
L'épopée symbolique du nouveau-né
De la rencontre primordiale aux signes de souffrance précoce

Jean-Marie Forget
Les troubles du comportement : où est l'embrouille ?

Marie-Jeanne Segers
De l'exil à l'errance

Virginie Martin-Lavaud
Le monstre dans la vie psychique de l'enfant

Nazir Hamad
Adoption et parenté : questions actuelles

Gabriel Balbo, Jean Bergès
Psychothérapies d'enfant, enfants en psychanalyse

Jean Bergès
Le corps dans la neurologie et dans la psychanalyse
Leçons cliniques d'un psychanalyste d'enfants

Sous la direction de
Marika Bergès-Bounes, Jean-Marie Forget, Catherine Ferron
Actualités de la psychanalyse chez l'enfant et chez l'adolescent

Nazir Hamad, Thierry Najman
Malaise dans la famille
Entretiens sur la psychanalyse de l'enfant

Jean-Marie Forget
L'adolescent face à ses actes... et aux autres
Une clinique de l'acte

Michel Leverrier
L'impossible de l'accès à la parole
Quatre histoires cliniques : autisme, mutisme psychotique, dépression infantile et deuil chez l'enfant

Daniel Oppenheim
Parents en deuil
Le temps reprend son cours

Daniel Charlemaine
L'inconscient à l'épreuve du « scolaire »

Alex Raffy
Les psychanalystes et le développement de l'enfant

Stéphane Thibierge
L'image et le double